【苏州文化丛书】

苏州大学出版社

吴门医派

华润龄 著

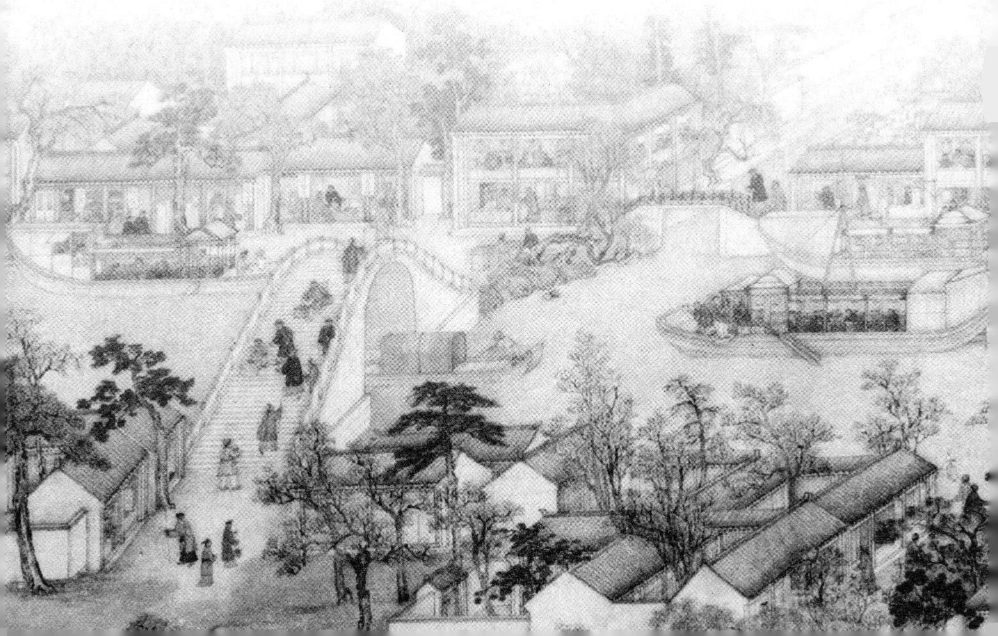

图书在版编目(CIP)数据

吴门医派/华润龄著,—苏州：苏州大学出版社,
2004.4(2022.7 重印)
(苏州文化丛书/高福民,高敏主编)
ISBN 978-7-81090-205-2

Ⅰ.吴… Ⅱ.①华… Ⅲ.中国医药学-医学史-苏州市 Ⅳ.R－092

中国版本图书馆 CIP 数据核字(2003)第 106640 号

吴 门 医 派 华润龄 著

责任编辑 陆鼎一 **责任校对** 刘 海

出版发行	苏州大学出版社 (苏州市十梓街 1 号 215006)
经　　销	江苏省新华书店
印　　刷	丹阳兴华印务有限公司 (丹阳市胡桥镇 212313)
开　　本	850mm×1 168mm 1/32
字　　数	146 千字
印　　张	7.375
版　　次	2004 年 4 月第 1 版 2022 年 7 月第 4 次印刷
印　　数	10 501－11 500 册
标准书号	ISBN 978-7-81090-205-2
定　　价	19.00 元

《苏州文化丛书》总序

梁保华

苏州的历史源远流长，建城二千五百多年以来，文化积淀十分深厚。在这块得天独厚而又美丽富饶的土地上，世世代代的苏州人在创造物质文明的同时，也创造了灿烂的吴地文化，并以其独树一帜的风格而在华夏文化史上占有着重要的位置。

苏州地灵水秀，人文荟萃。先辈们在这里留下了丰厚的文化遗产。其丰厚性体现在古城名镇、园林胜迹、街坊民居以至丝绸、刺绣、工艺珍品等丰富多彩的物化形态，体现在昆曲、苏剧、评弹、吴门画派等门类齐全的艺术形态，还体现在文化心理的成熟、文化氛围的浓重，等等。千百年来苏州人才辈出，如满天繁星，闪烁生辉。文化底蕴的厚重深邃和文化内涵的丰富博大，是苏州成为中华文苑艺林渊薮之区的重要原因。

面对这么丰厚的文化遗产，我们有理由

为此感到光荣与自豪，但不应当因之而自我陶醉。文化之生命力在于繁衍不绝、生生不息的传承和开拓，文化长河之内在生机在于奔腾不息、永不终止的流淌与前进。苏州的文化经久不衰，源于世世代代不息的继承和传播，在继承优秀传统的同时，又正是由于一代一代人的辛勤探索与不断创新，使苏州的文化日益根深叶茂，绚丽多彩。

我们处在一个伟大的时代，苏州人民正沿着建设有中国特色的社会主义道路阔步前进。我们的目标是，努力把苏州建设成为一个经济发达、科教先进、文化繁荣、生活富裕、社会文明的地区，成为二十一世纪新的"人间天堂"。社会主义现代化应该有繁荣的经济，也应该有繁荣的文化。文化的繁荣，渊源于悠久的历史，植根于今天的实践。全面、系统而深入地研究苏州文化资源开发与现代化建设之间的关系，这是我们社会主义文化建设的题中应有之义。历史赋予我们这一代人的一项任务，就是要认真总结、研究与继承优秀传统文化，充分挖掘苏州文化的丰富宝藏，博采八方精华，古为今用，推陈出新，更好地为社会主义现代化建设服务。

苏州市文化局和苏州大学出版社编辑出版一套《苏州文化丛书》，是苏州文化建设中一件很有意义的事情。有感于斯，写了以上的话，聊以为序。

1999 年夏

《苏州文化丛书》总序

陆 文 夫

苏州是个得天独厚的地方。得天独厚不完全是土地肥沃,气候温和,还在于它的文化积淀的深厚;地理的优势是得于天,文化的优势是得于人,天人合一形成了苏州这一座历史文化名城。

每一个地方都有它的历史与文化。历史是人类生活的轨迹,文化是人类精神的产品,产品有多有少,有高有低,从一个地区的总体上来看,人们拥有精神产品的多少与高低与人的素质是密不可分的。

我不敢说苏州是全国文化最发达的地区,也不敢说苏州的伟人和名家就比其他的地区多,但是有一点要感谢我们的祖先和时代的先驱,是他们全方位地发展了苏州的文化,使得苏州文化的综合实力在全国占有优势。一个国家的强大与否,要看它的综合国力,一个地区的文化是否昌盛,也要看它的综合实力。苏州文化的优势是在于它的综合实力强大，文化门类比较齐全，从古到今一脉相承，只有发展，没有中断，使得每一个文化的门类都有一定的成就。

苏州园林已经列入了世界文化遗产，这仅仅是苏州文化的一个侧面，即使从这一个侧面来看，就能看出造园艺术的登峰造极需要多少文化精品的汇合，诸如建筑、绘画、雕刻、堆山叠石、花木盆景、诗词楹联、家具陈设……每一项都是苏州文化的一个门类，都能写几部书。

苏州市文化局与苏州大学出版社推出一套《苏州文化丛书》，囊括了苏州的戏剧、绘画、园林、街坊、名人、名胜、民俗、考古、工艺……向世人展示苏州文化的综合实力，用以提高苏州人的文化素养，提高人的素质，用以吸引与沟通五湖四海的朋友。文化的沟通是一种心灵的沟通，具有一种强大的凝聚力，谁都知道，一个民族的凝聚力主要来自于其民族文化，一个地区的吸引力和凝聚力恐怕也是如此。

1999年7月21日

目　　录

三、吴中名医

四、吴中医学的近代发展

五、姑苏中医药业

引　言

苏州名重天下。

苏州历史悠久，风物清嘉。巍巍山水名刹，辉煌人文遗迹，深邃园林古宅，迷人小桥水巷，以及牵动人心的昆曲、评弹、江南丝竹、吴门书画，千姿百态，蔚为大观。脍炙人口的吴中医学忝列其中。

千百年来，苏州历史上出现过众多名医，形成了独具特色的吴门医派，以致在中国医学史上有她浓重的一笔，留下了深远的影响，世称“吴中医学甲天下”。藉借了“吴中多名医，吴医多著述，温病学说倡自吴医”的创造，这些特点也是吴医的精华所在。

中医学是我国特有的传统医学。她为中华民族的繁衍生息和健康生存作出了卓越的贡献，其进程极具历史内涵，在悠远的中国传统文化背景下，经历漫漫长夜，从历史中走出来了。

一、中华文明孕育了传统中医学

1. 中医学的起源

中国医学的起源可以追溯到远古时期。

大约在四五万年前，原始社会进入氏族社会，由于生产工具与生产技术的进步，原始人中开始有了医药的萌芽。

《帝王世纪》载："伏羲画八卦，所以六气六腑，五行五脏，阴阳四时，水火升降，得以有象；百病之理，得以有类。乃尝百药而制九针，以拯夭枉焉。"这表明当时的先人已经能够辨识若干种植物来做药用，并用石片、骨针等作为简单的医疗用品。

大约在公元前三千年，"神农尝百草之滋味，水泉之甘苦，令民知所避就，一日而遇七十毒。"（淮南子《修务训》）因此，神农尝百草的故事在民间广为流传。

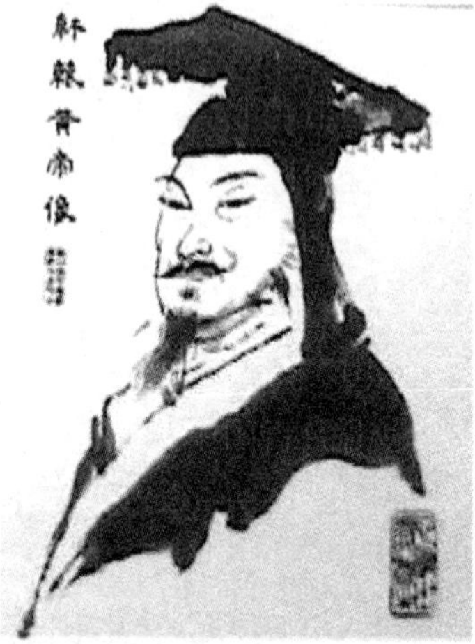

黄帝像

到了约公元前二千六百年，黄帝问於岐伯等诸臣，作《素问》八十一篇、《灵枢》八十一篇，相传是《黄帝内经》的一部分，它作为中医学的经典医籍，一直沿用至今，是研究中医学的蓝本。

以后经历了夏、商、周代，逐步建立起了中国的古代文明，并在长期的生活和生产实践过程中不断增长对自然界的了解。人们对天文气象、农业生产、饮食烹调的认识的不断提高，推动了医药知识由低级阶段向高级阶段的发展。

医字的甲骨文为"毉"，从巫，说明了医学曾经经历过巫术占卜的时代。到了夏代，"仪狄作酒"，人工酿造的酒首先被用于治病（直接用酒治病或制造药酒），"酒为百药之长"。因此以后"毉"字又从酉，说明酒在医疗中的重要地位。

中药的最早方书是《伊尹汤液》。伊尹是商朝的宰相，亚圣之才，擅用神农本草以为汤液。伊尹精于烹调，并由烹调而知道药性。所谓"药食同源"，反映了药物的发明及其应用与饮食的关系。伊尹汤液，就是我们现在常用的中草药煎服法，它是烹调与医药结合的产物。在汤液发明之前，服药只是简单地咬嚼吞服，并且大多使用单味药。将生药加水煎服，不

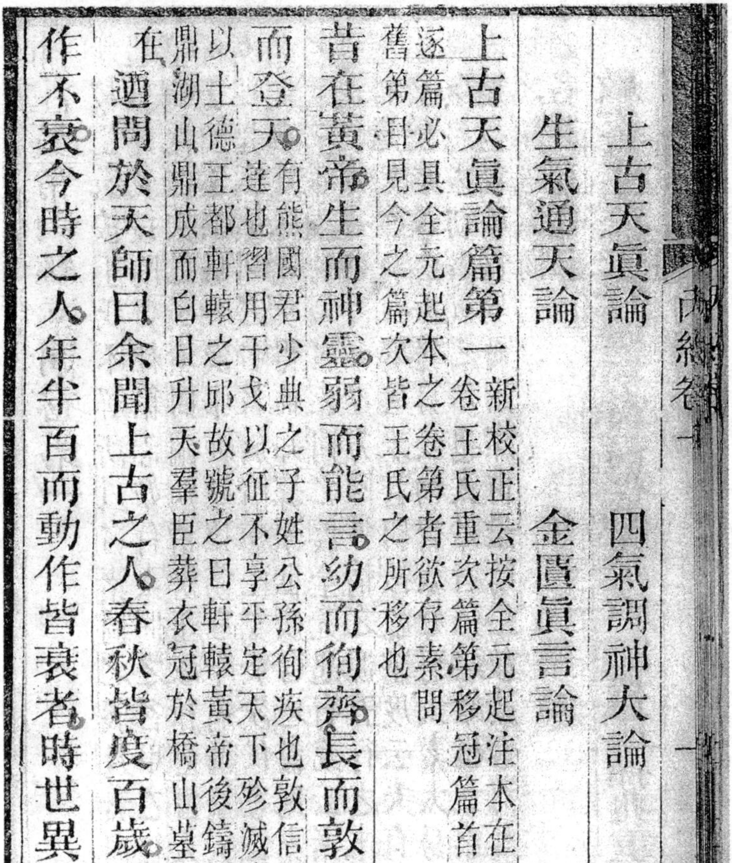

上古天眞論　四氣調神大論

生氣通天論　金匱眞言論

上古天眞論篇第一 新校正云按全元起注本在第九卷王氏重次篇第移冠篇首今注逐篇必具全元起本之卷第者欲存素問舊第目見今之篇次皆王氏之所移也

昔在黃帝生而神靈弱而能言幼而徇齊長而敦敏成而登天 有熊國君少典之子姓公孫徇疾也敦信也敏達也習用干戈以征不享平定天下殄滅蚩尤以土德王都軒轅之邱故號之曰軒轅黃帝後鑄鼎於鼎湖山鼎成而白日升天羣臣葬衣冠於橋山墓今猶在 迺問於天師曰余聞上古之人春秋皆度百歲而動作不衰今時之人年半百而動作皆衰者時世異耶人

《黄帝内经》刻本

仅可以使用多味药,还能降低生药的毒性,同时促进了后世复方药剂的发展。

有资料表明,殷墟出土的甲骨文卜辞中能够辨认出所记载的疾病已有二十余种,大体是按人体部位论述病名,并有了初步的疾病分类概念。

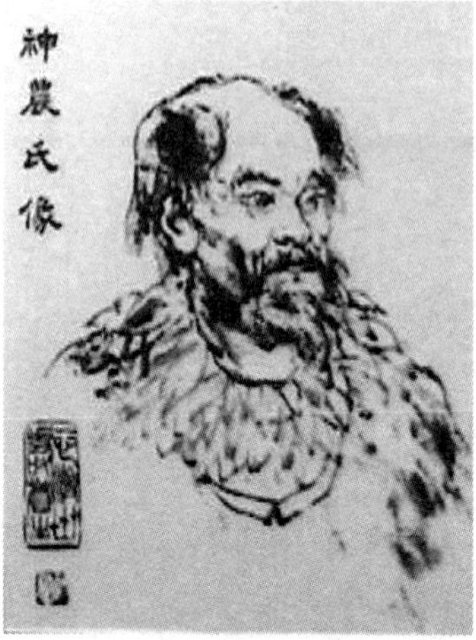

神农氏像

到了西周时,人们已认识到四季各有多发病,如“春有瘠首疾,夏有痒疥疾,秋有疟寒疾,冬有嗽上气疾”的记载(《周礼》)。同时,周代使用的药物品种大量增加,用药经验日益丰富,逐步开始对药物进行分别归类。如《周礼》中有关于“草、木、石、虫、谷”五药的记载。《诗经》中则记载了葛、苓、芍药……等五十余种药物,而《山海经》中记载的药物已多达146种,其中包括动物性药物、植物性药物、矿物性药物等,可治疗数十种疾病。

由于原始人对客观世界的认识能力有限,他们对自然界的风雨雷电、山洪地震等现象解释不了,又不能解释发生在人体上的某些疾病,在无意识的情况下以为有一种神秘的力量在支配世界,因此就产生了祈祷、求神等基本的原始宗教形式,巫就应运而生。巫掌握了祭祀、占卜的方法,因此就产生了以占卜来治疗疾病的巫医。巫医用祈祷、祝咒的方式治病,也曾掌握某些民间的药物知识和治疗经验,但终究是迷信,阻碍了医学的进步和发展。

春秋时期,名医扁鹊是医巫斗争中凸现出来的代表人物。《史记》中有许多关于扁鹊的史料,扁鹊同巫医进行了针锋相对的斗争,明确指出"信巫不信医"为不治。这对于以后医学的发展产生了积极的影响,并最终导致医与巫的分离,使中医药获得了独立发展,并出现了专职医生。从此,医药学在专职医生的掌握下从经验积累的实际出发探索病因,确立预防思想,建立了分科及以后的医事制度,为医学理论体系的形成开辟了道路。

2. 道家哲学思想与道林医家

(1) 道家哲学思想

中医学源远流长,她诞生在科学不发达的古代社会。从传统文化发展历史来认识,中医学在形成和发展的过程中,必然会受到相当多的古代哲学思想的渗透和影响。中医学在其不断完善、逐渐进步的过程中,也处处闪烁着古代哲学思想的睿智和光辉。

春秋时期老子创立的道家思想,曾在我国社会中产生了深远的影响。老子的《道德经》是中国古代哲学史上的名著,他的理论属唯物主义的哲学体系。战国时期的庄周,继承和发展了老子的自然主义哲学,史学上称为"老庄哲学"。由于道家思想是较早产生的哲学体系,因此,在中医学形成过程中,受古代哲学思想影响最大的就是道家思想。

老子在《道德经》中全面论述了"道"即自然这一重要的哲

学命题。“道生一,一生二,二生三,三生万物。”(老子《道德经》四十二章)万物得道以生,物不离道也。道无所不在,道不离物也。可见道是自然的本质,而万物是自然的现象。老子描述的“宇宙起源论”就是关于太空混沌的元气,分为阴阳。阳气轻清上浮而为天,阴气重浊下凝而为地。于是,天地开辟出来了。

庄子进一步发展了老子的学说,认为道是万物的本源,气又是构成万物的要素。万物的生成与毁灭都是“气”的凝聚或消散的缘故。所以庄子所谓的“道”也就是“气”。而且庄子发展了“气”的运动——气化现象。“人之生,气之聚也,聚则为生,散则为死。……故曰,通天下一气耳。”这样的认识就为中医学的气化理论的产生提供了借鉴和依据。

老庄哲学中又用“精气神”的存在形式来解释物质现象和精神现象。“精”是指“气”中更精微的部分,“神”是指人体生命活动现象的总称。这样就把道家的“精、气、神”的概念引入到中医学中来,构成了中医基础理论的重要内容。

中医学从“元气论”出发,根据自然界气候变化对人类万物的影响,形成了“五运六气”的学说。人体的生理活动中,则把“气”当作生命本源,并用肾气的盛衰来说明人体生长衰老的生命过程。致病的外因,有六气(风、寒、暑、湿、燥、火)。致病的内因,则是“百病生于气”。病理上,有“邪之所凑、其气必虚”,“邪气盛则实,精气夺则虚”的理论。病机表述则有“阳气者,大怒则形气绝,而血菀于上,使人薄厥”的认识。诊断上,提出了应在“气血未乱”之际,“乃可诊有过之脉”。治疗上,当需“气味合而服之,以补益精气”。如此等等,“气”的概念渗透到了中医学的各个方面,构成了中医学说的理论基础。

阴阳，也是中国古代哲学的范畴。确立阴阳学说，始于《周易》。老子的道家思想，就以“一”分为阴阳出发，发展了“阴阳对立”与“对立统一”的现象。“道生一，一生二，二生三，三生万物。”与“万物负阴而抱阳，冲气以为和。”老子的所谓“一”，即是气，“二”就是一分为二，“一气分为阴阳”，“三”就是“阴阳对立统一”的“和”，老子把这些皆统之于道。

到了秦汉之际，广为流行的阴阳学说渗透融入到中医理论体系之中。当时正值中医理论体系的奠基时期，因此，有人把阴阳学说与中医理论中许多具体的学说内容相互结合，熔铸成一体，这样就形成了既源于哲学认识，又不光全是哲学认识的中医学的阴阳学说。

五行学说和阴阳学说一样，也是古代的一种哲学思想。五行学说认为世界上的一切物质都是由木、火、土、金、水五种具有具体形态的基本物质组成的，而且通过五种基本物质之间的相互滋生又相互制约的关系产生物质的运动和变化。五行学说作为当时的一种认识事物的思想方法，对中医学的形成和发展同样产生了较大的影响。

中医学中将人体五脏分别归属于五行，并以肝、心、脾、肺、肾相配木、火、土、金、水，以五行的特性来说明五脏的生理功能。例如：

木性曲直，枝叶条达，有向上、向外生长和舒展的形态。而肝的禀性喜条达疏畅，恶抑郁遏制，表现出疏通开泄的功能特点，故将肝木相配。

火性温热，其势炎上，有蒸腾热烈的气氛。心推动着血液循环全身，心的阳气的盛衰可表现为肢体的寒温上，故将心火相配。

土性敦厚，承载万物，万物赖土以生化，脾胃运化水谷，提供精微物质，以营养五脏六腑，四肢百骸，为气血生化之源，故将脾土相配。

金性肃降、杀戮、收敛，肺具有清肃之性，以降为顺，故将肺金相配。

水性滋润、寒凉，闭藏下行，肾主藏精、主水，肾精对机体的各个脏腑组织有滋养濡润的作用，故将肾水相配。

五行学说将人体的脏腑组织配属五行。在此基础上又进一步把自然界的五方、五时、五气、五味、五色等与人体的脏腑、五体、五官等联系起来，这样把五行中属于同一行的自然界现象与人体中的组织器官联系起来，体现了人与自然环境的统一性，表达了人与天地相应的整体观念。

根据五行学说的原理，把人体脏腑组织以五行特性相配属后，又以五行的生克乘侮来分析研究脏腑、经络及其生理功能之间的相互关系。因此，中医学应用五行学说，必然是一脏受病，常可波及他脏，致使疾病发生传变。“见肝之病，则知肝当传之于脾，故先实其脾气。”当治疗肝病的时候，肝病会传变脾胃，在指导治疗时就要注意到健脾和健胃的方法。“虚则补其母，实则泻其子”是治疗疾病中多用的法则。

以上所涉及到的元气论、阴阳学说和五行学说都是朴素的古代哲学思想，是老子总结了秦以前先人们的哲学认识所创立的“道”。在中医学发生发展之际，“道”渗透到医学领域中来，促进了中医学理论体系的确立、发展和成熟，并贯穿到中医理论的各个方面，最终成为中医理论体系的重要组成部分。两千多年来，医家们在医疗实践中反复运用，解决了人们的病痛和疾苦。直到今天，中医临床医师仍在娴熟地应用，成为人类防病治病的有效的可靠方法。

人和自然的关系非常复杂又十分密切，还有许多问题有待于人们去探索，去认识。希冀更好地认识人的生命过程，不断完善医治人类疾病的实践行为，造福于人类。

(2) 道林医家

道家中有医学成就者不在少数。千百年来，他们在医学史上流芳传世。

① 医药先驱——葛洪

西晋人葛洪（约 281—340），是道家的一个领袖人物。他虽然不是一个真正行医的医生，但是一位影响很大的著名医学家。他的《金匮玉函方》一百卷，《肘后救卒方》三卷，是中医药史上具有重要意义的两部医学著作。

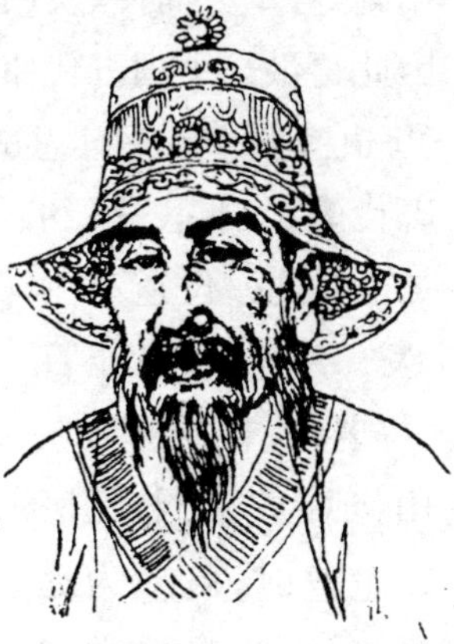

葛洪（约 281—340）

传世名作《肘后救卒方》一书是专供贫家野居、修道之士应用的方便的应急方书。全书记载的方药具有简便、实用、效验的特点。其中关于预防传染病（疫病）的内容很多。如对肺结核、马鼻疽、沙虱等传染病的认识已达到了很高的水平。如“伤寒时气温病方”，“大疫难治方”中对天花、霍乱等病的防治方药表明，他对这些病的认识与现代医学已基本一致。葛洪关于用水银治疗皮肤病，狂犬病的免疫治疗，天花的发现及天花和麻疹的区别等，都是走在世界医学前列的成就。

在他的另外一部著作《抱朴子内外篇》中，详细地记述了炼丹的过程和药物的制作方法，这是最早的一部丹书，在世界制药史上享有盛誉。同时还记载了一些药物的性质功能，如麻黄可以治疗咳喘，松节油可以治疗关节炎，雄黄和艾草有消毒作用等等，十分简便、实用。

因此葛洪是中国古代伟大的道林医药学家之一。

② 道医双卓——孙思邈

唐代真人孙思邈（约581—682），是一位道林中的名医。孙思邈博涉百家，尤好老庄，长期隐居在终南山修炼道学，兼行医术。二十岁时，就成为远近闻名，具有丰富医学知识和高超医疗技术的医生。他曾到峨嵋山炼“太乙神精丹”。唐朝太宗、高宗数次征召他到京城做官，都辞谢不就。迨至宋时，还被追封为“妙应真人”。

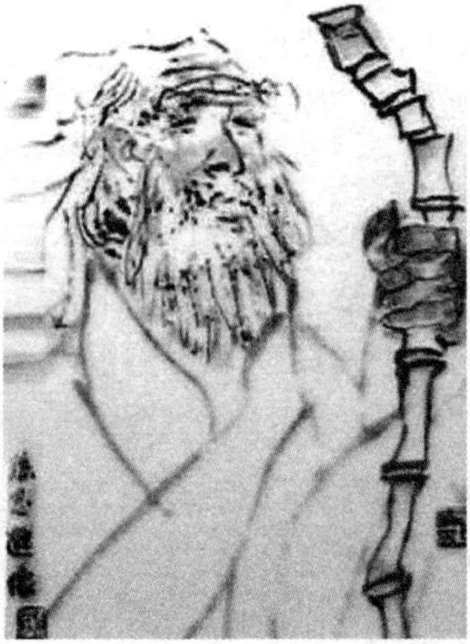

孙思邈（约 581—682）

他淡泊名利，乐于山居著述，研讨医理药性，行医于民间。他的医学理论源于“天人合一”之说，以“中和”为摄生卫生的根基，包含了丰富的辩证法思想。他认为，人命重要，贵于千金，以方济之，德逾于此，故以“千金”名书。主要著作有《千金要方》、《千金翼方》等。

《千金要方》是我国最早的一部临床实用百科全书，包含有伤寒、针灸、妇科及药物学方面的知识。对糖尿病、甲状腺肿、脚气病、夜盲症等的描述和治疗，不仅在中医学，甚至在世界医学中都是开先河之学识。关于养生补益方法的创立和运用亦始自孙思邈。

孙思邈极其推重医德。他认为医生必须具备“不求名利，一心治病救人”的精神。他的名篇“大医精诚”、“大医习业”是对医学道德的贡献，是后世习医者的楷模及师表。时至今日，还被作为医德教育的范本。

孙思邈的医学思想与丰富的实践在国内外都有很大的影响。后人尊他为“药王”，在陕西有药王山。北京白云观药王殿门前有一幅楹联，上面写着：“弃爵位著千金，精究医药行阴德；辞珠宝取仙方，济世救人心存慈”。它高度赞扬了“药王”孙思邈的功绩。每年的二月初一他生日之时，不少地方都有庙会药市，历代纪念之事不绝。

③ 道医博物家——陶弘景

梁代陶弘景（456—536）是道林的一位学者，同时也是著名的医学家。

他的先祖是道教信徒，少年时即追慕道学，研读过葛洪的《神仙传》，深受影响，后由于仕途失意而遁入山林。

陶弘景苦心经营数十年，创立了茅山道团成为当时上清教派的领袖。他始自儒学，后遁入山林，又兼习佛教，是一位集儒、道、佛于一身的人物。所以，他临终前遗嘱，以大袈裟蒙手足，明器有车马，道人、道士并在门中，道人左、道士右(明器属儒家之礼，道人指佛门僧人，道士为道教弟子)。

陶弘景的医学成就是中医药学知识宝库中的一部分。他总结了梁以前的本草学研究的成果和医药学的丰富经验。较有影响的医药著作有《补阙肘后百一方》、《效验方》、《名医别录》、《本草经集注》等。他首先记述了槟榔可以治绦虫、栝蒌是治疗糖尿病的特效药。他所记录的大量有效方药对解除病人的疾苦，对中医药的发展都有重要作用。他在《养生延命录》里保存了大量珍贵的医药和养生资料，这些都是对中医药学的有益贡献。

④ 韩悉

明代的韩悉是一位杰出的道林医生。著有《韩氏医通》一书，制方多简便有效，如三子养亲汤至今仍是常用的有效方药。在《杨梅疮治验方》内所列病因与治疗方法，在梅毒传入中国的早期已有如此见解殊为不易。现在泸州有仙顶山、飞霞洞遗址，相传是韩悉修炼之处。

自唐代孙思邈以后，道医行世，代有人出。如唐孟诜、王冰等，在中医学史上都是有影响的医家。及至当代河南浮丘山王万明，湖北武当山祝华英等都是享誉一方的道林医家。

在吴中地区活动的李家道的创始人李宽，也能“视水治病，故公卿以下，莫不云集其门”云云(《抱朴子·道意》)。

在中医学发展的早期，由于医和道的关系十分密切，道林中懂得医学是常事，甚至可以这样认为，当时行医的人大都是道林中人。

翻开吴中医学的有关资料，较早行医于世的，是周代的沈羲,他是道家,但治病有奇效。“学道于蜀中,能消灾治病。”(葛洪《神仙传》)三国时吴人负磨镜局者,也能治病。“循吴中磨镜,遇人辄问有疾苦否,有病者出紫丸、赤丸与之,病无不差。数年后,吴中大疫,先生家至户到与药,活数万人。后上吴山绝顶,与人语曰,吾还蓬莱山,为汝曹下神水愈病。既去,一日崖头有水,色白,从石间流出,病者服之,果验。”(《医部全录·医术名流列传》引自《列仙传》)负局先生也是一个道林医家。唐吴人周广,妙于医,是吴中最早的一位御医,他是隐士,但也可作为道家看待。

民间流传“十道九医”之说,道林中有如此之多的行医的人,这与道教的宗旨相关。道家并不排斥医药与技术,并且大量地吸收《内经》这样的医学理论以及民间的验方、偏方,以至《黄帝内经》也成了他们的经典被收入《道藏》中。

道教是既入世又出世的原教,出世为得道成仙,入世为济世救人。道家行医,救济众生就是入世的表现。因此,道教之所以在社会上流行,其中也有它的医术高明、治病热心的因素。

但道家掌握的医学理论知识,往往又会与鬼神之类相混杂,形成了别具特色的道家医学理论体系。在民间活动的道士有的懂得一点医术,掌握“一方一技”为人治病。难以理解的符咒之类形式,不免有荒诞不经之嫌。

3. 儒家思想与儒士名医

起源于荆楚文化背景下的道家思想,偏重于人与自然关系的认识。起源于邹鲁文化背景下的儒家思想,则偏重于人与社会关系的认识。所以"儒""道"两家思想代表了中国文化的两个源头。

自从汉武帝恩准董仲舒关于"罢黜百家,独尊儒术"的奏议以后,儒学取得了正统地位,长期以来被尊奉为正统思想,对中国社会的政治、经济、文化都产生了深刻的影响。因此,在中医学的发展过程中,就不可避免地被深深地打上了儒家思想的烙印。医学与儒学从此也就结下了不解之缘。

儒家的伦理观及道德原则有仁、义、礼、信、恕、忠、孝等。"孝"是儒家最基本的道德原则 。《孝经》开宗明义说:"身体发肤,受之父母,不敢毁伤,孝之始也。"为了行孝,必须全身而归。为免却"父母唯其疾之忧"的悬念,就必须保持自己健康的身体。因此,激发许多儒士去学习和掌握医术,有的甚至终身致力于医学的研究。

"为人子者,不得不知医。"明代医家王纶,进士出身,原为显官,后因父病而学医。汪机也是初习儒学,因母病而学医,成为著名的医家。以后的甄权、王焘、李逢吉……都是因高堂有疾而研习方书,自料药剂,成为一代高明医生。

孝与忠是连在一起的。"孝以事亲,忠以事君。"疗君亲之疾,是尽忠孝之道。"君有疾,饮药,臣先尝之。亲有疾,饮药,子先尝之。"史传有"舔痔吮痈,割股疗亲"的记载,这是忠孝礼义的要求。因为忠孝行为的推行,使得医药大行天下。医术作为一种除疾患、利世人的方法,与儒家的仁义观、济世观是一致的。

宋代理学盛行,儒学通医,对医学重视的程度远远超过了以往任何一个朝代。宋开宝元年(973)宋太祖曾诏命对唐《新修本草》进行校勘整理、补正，名为《开宝重定本草》。天圣四年(1026)宋仁宗鉴于“世无良医，故夭横者众。”诏令医官校定古代医书，有《黄帝内经素问》、《难经》、《诸病源候论》等的梓印。并在嘉佑六年，就枢密使韩琦上书建议校定医书一事，仁宗诏令编修院成立“校正医书局”，专门从事医书的校订、整理、出版工作。今天我们看到的一些重要医籍，在一定程度上得益于校正医书局的功绩。

宋朝政府几次组织中医古籍点校的系统工程，这在中国医学史上是一件了不起的大事。有了古籍的点校，才有医学的普及，然后才有学术争鸣的活跃和医学的迅速发展。

北宋名臣范仲淹“不为良相，则为良医”的至理名言，首开先风，从儒家济世利人的思想观念来看，“为良相”与“为良医”本质上是一致的。因而才有范仲淹“良相良医”思想的传世。

自此以后，“达则愿为良相，不达愿为良医”，同样为儒者开辟了一条也可走向成就的通道。如明代医家张景岳，清代医家喻昌，由于仕途不达而转攻医学；明代医药大师李时珍“三试不售”，科举失利，而留心医学；明代名医王肯堂，由于官场失意，辞官还乡而以医为业；他们最终都成为一代名医，为中医学作出了较大的贡献。

“医司人命，非质实而无伪，性静而有恒，真知阴功之趣者，未可轻易习医，盖医出于儒”(李梴《医学入门》)。这里，李梴又把“医出于儒”，成为儒医不分的提法。由“君子不屑于医”到“先知儒理，后知医理”的提法，客观地提出了为医者的必备条件，反映了在中国传统文化背景下中医与学养共存的整体性和必然性。

综观中国文学史,不难发现许多传世名著中都有关于医药的描述。虽然文人学士们并不是以医为业,但以他们的传世之作而言,对医学的贡献也是不可磨灭的。

以著《淮南子》闻名的刘安,便有《淮南鸿宝方》传世。屈原诗作中涉及到的中草药有五十多种,对每种草药的形态、栽培、采集、性味功用等都有具体生动的描述。唐刘禹锡的《传信方》;宋司马光的《医门》;苏轼、沈括的《苏沈良方》;陆游的《集验方》;明徐渭的《素问注》;蒲松龄的《伤寒药性赋》、《草木诗》等等,都是丰富多彩的医药篇章。似乎他们又都是十分高明的医家!枚乘《七发》是中国文学史上的名赋,却又是以为王子治病作为贯串全篇的主线。张衡的《温泉赋》,嵇康的《养生记》,陆机的《瓜赋》,江淹的《黄连颂》等等,无不充满了养生治病、集方用药的医学道理。在陆游的诗文中反映的医学内容十分丰富。他种药、采药、制药,还亲自行医。南宋淳熙二年(1175)他在成都安抚使任参议期间,当时痘疫流行,死亡人众,陆游身体力行,亲制汤药,放置药缸于街头,让穷苦民众随便取用。陆游也曾有诗作记述施药情况,“我游四方不得意,阳狂施药成都市,大瓢满贮随所求,聊为疫民起憔悴”。他还走村串乡为人治病。在《山村径行因施药》诗中云:驴肩每带药囊行,村巷欢欣夹道迎,其说向来曾活我,生儿多以陆为名。历代小说资料,如《醒世姻缘传》、《红楼梦》、《镜花缘》、《老残游记》等作品中都可见到不少的章回将中医药内容有机地组织到小说结构中去,用来表现故事情节或人物性格。

一部分读书人由儒习医后,终身致力于医学,由于他们有一定的学识修养,起到了提高医学、改进医学的作用。宋代儒学大行其道，医学也得到了长足的进步。

日复一日，年复一年，“医为儒者之事”的观念日益根深蒂固，元代时在“一官二吏三僧四道五医六工七猎八民九儒十丐”官民十等中，读书人沦落为“老九”，而医的社会地位高于儒，这不啻是给儒者泼下了一盆冷水。以后，盛行以儒习医也就在情理之中了。这种儒医不分的状况，使“儒医”成为医家向往的美誉。

由儒习医，文人渗透到医学之中，一方面扩展了医生的队伍，同时也有利于医学道德的提高。儒医把医术作为尽忠致孝、济世利人的手段，并没有过多地视为谋求实利的机会。他们从病人利益出发，克尽职守，对道德修养的追求十分自觉，十分强烈。由此，推动了儒家思想对中医学的渗透。

医学既为仁术，又是文人必修之事，医学的社会地位进一步确立，并且由于儒士的直接参与行医，提高了医生队伍的文化素质和对医学研究的水准。特别是那些知识广博的儒医，他们的天文、地理、博物、哲学等其他学科知识，丰富完善了医学理论，有利于中医学的进一步发展。而且儒医比较重视医籍的编撰和刊行，使医学广为流传。在我国医学史上，有较大成就且对后世影响较大的医家，没有一个不是有较高文化素养的人。像晋朝高秀皇甫谧、元代滋阴派鼻祖朱丹溪、明代易学大家张景岳等学医虽晚，却成就巨大。

当然，由于受到历史条件的限制，儒学所表现出的尊经崇古，囿于考据，少有新说的缺憾，又可能是中医发展跨不开大步的原因。数百年来，中医学一直难有新的创见，直至清代中期“温病学说的崛起”，中医学才有了一次崭新的发展。

4. 佛学与著名医僧

(1) 佛教医学文化

佛教由印度传入中国,同时也带来了印度的医学文化,也就是佛教医学文化。佛教文化中的魔鬼、神谴、因果报应等认识,对中国医学影响甚大。在印度医学中,多数疾病被认为由虫类所致,如认为麻风与食鱼与乳有关;精神错乱是魔鬼所致;前世杀人者患贫血;前世放火者今世患丹毒;间谍者目盲;淫荡者得象皮病,如此等等,指为报应。

在史书中很少有真正关于专门从事佛教医学的人的记载,但中医学家援引佛教文化的大有人在。如晋朝陶弘景,他把葛洪的《肘后救急方》改为《补阙肘后百一方》,他依照印度医学"四大不调论"凑补成一百一病方。又如唐朝大医孙思邈,极力主张接纳佛教医论,在其著作《千金要方》一书中,对"四大学说"颇有倾慕之意。他的著名篇章是《大医精诚》,阐述了医学伦理道德精神,是我国中医学史上第一篇医德宣言书,可与希腊医学开山祖希波克拉底的宣言相媲美。他的医学道德观的核心思想就体现了佛教的慈悲报应学说。今人弘扬医德,多以此篇为示范。其中的大慈大悲,不杀生,不 惮劳苦,不畏臭秽等或为因果报应,或为佛徒戒律,或为苦行僧所自奉行。

佛教文化在中国兴盛的标志是:历代王朝修建了大量的寺院,开凿了石窟洞穴。凿洞造像礼佛是为了施主的信仰和还愿。人们可以看到,往往在所刻佛像的附近会配以所刻的药方,药方的内容往往是当时民间的医药验方。如龙门石窟,都有如此的碑记。药方刻于佛像洞窟,体现了佛教文化的内涵,体现了我佛慈悲、普渡众生的精神。著名的敦煌医学,也有类似情况。在莫高窟千佛洞的藏经洞内保藏有大量的经卷,其中也有不少的医学卷帙,包括医经、本草、针灸和医方等,引起了国内外学者的重视,由此开展了关于敦煌医学的专题研究。但遗憾的是发现的仅是一小部分,据说有相当部分流失于国外,未能归还。可知当时佛教医学传布颇具规模,但其毕竟不可能取代或改造中医药固有的传统。中医学吸收佛教文化的一些内容使自己变得更加丰富起来,特别是在医药之外,一些别开生面的新疗法、新技术对民间医药风俗影响深远。

耆婆医方在唐代医家孙思邈的《千金翼方》一书中,列有专门章节,载方十一首,医论七首。耆婆是摩迦陀国国王的御医,是印度婆罗门的名医,被尊为医王。佛教兴起以后,又成为佛教名医的代称。佛教医学方剂拓宽了中医应用药物的范围。如中药阿魏、诃黎勒、郁金、豆蔻、龙脑、丁香等都是印度传入的药物。所以"耆婆医药"很有影响,其中也可能包括了西域及其他阿拉伯国家的药物在内。

最值得一提的是印度佛教医学中的眼科,对中国医学的影响较大。我国的医学古籍中有魏晋时期传入的佛教医学的眼科专著,如《龙树眼论》、《龙木论》等。佛家认为龙树大士能治疗眼疾,故眼科医书中多假托其名。白居易写过患眼疾的诗,"案上漫铺龙树论,盒中虚贮决明丸"。可见这些书在当时流传之广。不过,白居易没有刘禹锡幸运,他没有碰上一位

“婆罗门眼医”为他治好白内障。刘禹锡《赠眼医婆罗门僧》诗中云“三秋伤望眼,终日泣途穷。两目今先暗,中年似老翁。看来渐成碧,羞日不禁风。师有金篦术,如何为发朦”。我们可以感受到刘禹锡应用金针拨内障术,治好眼疾后的兴奋心情。一千多年后类似的情况又曾经出现在毛泽东身上。1975年,八十多岁高龄的毛泽东苦于老年性白内障不能读书,但又因为慢性支气管炎、咳嗽频频而无法手术。中国中医研究院的唐由之大夫受命以金针拨内障术为其治疗,获得成效。近闻南洋岛国印度尼西亚前总统瓦希德目视不明,也是中国大夫金针拨内障术的受惠者。

宋代托名孙思邈的《银海精微》一书,以及宋元时的《秘传眼科龙木论》,葆光道人的《眼科龙木集》以及清代傅仁宇的《审视瑶函》等,这些都是中国医学与印度佛教医学结合并发展起来的眼科理论基础的著述。中医学对有效的医疗技术吸收不遗余力,可见一斑。

(2) 著名医僧

追溯历史,在中国医学发展的漫长进程中,僧人是很重要的实践者和传播者。由于医学与佛学较早的交融,佛学中的诸多医学知识丰富了中医学的内容,并经融合而被应用。其中僧人起了巨大的作用。而僧医以一种特殊的社会身份扮演了中医文化传播的使者。

① 唐僧玄奘、义净

唐代玄奘法师赴西天取经,不仅诞生了《西游记》的神话故事。而且他在印度、尼泊尔一带活动很多,以毕生精力,翻译经卷。在取回真经的同时,又把印度的医药知识一并带回,造福桑梓。

唐僧义净于671—695年间在印度度过了二十多个春秋。在此期间,他不但用自己掌握的中医学技术作为个人保健,治愈自己的疾病,而且向印度介绍中国医药学丰富的内容和医疗特点。他在《南海寄归内法传》一书中记述"若患热病者,即熟煎苦参汤饮之为善,茗亦佳也。自离故国向二十余年,但以此疗身,颇无他疾,且如神州药石根茎之类,数乃四百有余,多并色味精要,香气芬郁,可以蠲疾,可以王神。针灸之医,脉诊之术,赡部州中无加也。长年之药,推东夏焉,良以连冈雪巘,接岭香山,异物奇珍,咸萃于此……。"可见义净和尚向印度人介绍过中医本草学、针灸学、脉学,以及延年益寿之术,内容广泛。义净和尚对中国本草药物的知识是很渊博的,对外来药物之产地也很清楚。他对中印两国的药材作了比较,说明了当时中国与印度之间的医药交流已很广泛,并且十分繁荣。

② 鉴真大师

天宝元年(742)鉴真(688—763)大师应邀赴日弘扬佛法,并传授医药技术,这在中日医药交流史上留下了最辉煌的一页。鉴真大师率弟子数十人,六次渡海,至天宝十二年(753)到达日本,在奈良创建了唐招提寺。他在日本期间,曾为光明皇太后治病,并传授药物真伪的鉴别技术。其弟子法进向日本僧人惠山、圣一、行潜等传授了中国医术。鉴真因治愈皇太后的病有功,受赠"大僧正",赐苒前水田一百町。他曾撰写《鉴真上人秘方》一书,已佚失。

特别值得一提的是,鉴真在日本亲自带教了一个医药方面的徒弟,叫韩广足,直接向他传授药物真伪鉴别技术。韩广足当时是日本全国医疗行政机关的最高负责人,年届七十岁,比鉴真还大三岁。这表明了日本朝廷当时非常重视中医学知识和鉴真大师的医药技术。韩广足随鉴真学习,使中医药学在日本医药界得到广泛传播。

公元763年,鉴真大师逝于招提寺。

③ 知聪和尚

在中医对外交流的历史中,吴中地区较早在海外从事中医学交流的使者,是一位高僧知聪和尚。梁代陈文帝天嘉三年(562),知聪和尚携带中医经典医籍《内外典》、《本草经》、《脉经》、《明堂经》及其他医书一百六十多卷到日本。将吴中医学传至日本,这是最早的一次对外医事活动。

④ 其他

僧人在中医药的内外交流中扮演了重要角色,他们把医药福泽天下作为佛缘功德。另一方面,僧人又是医药学的实践者,历史上僧人能医者不在少数,是可以僧医来尊重的。

在吴中,有一位僧人景隆,在修行念佛之余学习医学,能为人诊病用药,曾编集《慈济方》四卷,《慈惠方》一卷。清代吴僧离幻,本姓张,善鼓琴,也精于医。

本邑西山镇还有一位高明的僧医——慧峰法师。

慧峰法师(1885—1966),原籍是江苏如皋人,俗姓秦。由于自幼体弱多病,经星相家指点,皈依佛门以保康健,入如皋定慧寺削发为僧。十九岁至南京宝华山受戒,法名慧峰。他在化缘云游的历程中常常看到一些人为疾病所苦而触目伤怀,于是就开始留意医学。以后曾经挂单南京栖霞山栖霞寺、吴县光福镇铜观音寺参惮悟道。至二十一岁应聘至洞庭西山法华寺为住持。

法华寺建于梁代大同二年(536),寺名由梁武帝敕赐。法华寺是西山十八寺之一,其建筑精巧,气势宏伟,寺内设纯阳殿供奉吕纯阳仙祖,以致该寺代有名医问世。如明清间的湘传法师、巨轮法师等,他们以高超的医术普济众生,救死扶伤,颇具声誉。这些早就深深地吸引了慧峰法师。

慧峰住持法华寺后,加意立志学医。曾从西山辛村费氏世医伯均先生为师。慧峰日间料理寺务,晚上在费伯均处学习。常常可以看到长夜里的乡间小道上,一盏灯笼伴随着他往返十数里,刻苦钻研,通宵达旦。数年后,慧峰悬壶应诊,以慈悲之心接治病人,细心认真,不计报酬。贫病之家,赠舍药剂;贫困亡者,代办棺木,一生施送无数。百姓十分景仰慧峰的医道。俗云:未经慧峰治过的病人死后,家属会十分懊悔;凡经慧峰治过而不能奏效的,家属则毫无怨言。由此可看到慧峰法师医道的至诚,百姓对慧峰法师的至爱之情。

慧峰一心济世治病,享誉太湖流域。他与当时的名流章太炎、李根源等过从甚密。李根源有赠联云:“济世活人真佛性,超凡脱俗大道行。”章太炎的赠联是:“乐哉斯游仰见明月,超然有悟时间清钟。”于右任曾有赠嵌名联:“慧照有形皆实相,峰高无处着尘埃。”

建国后,慧峰曾在西山乡医院应诊问病,施济百姓,以补西山地处偏僻、缺医少药之弊,一生以治病救人为快慰。

这是一段吴中近代少见的医僧佳话。

5. 从巫医到职业医生的演变

原始人类由于对客观世界的认识能力有限，相信有一种神秘的力量在支配世界，因此就产生了祈祷、求神等原始宗教形式，于是巫就应运而生，应用祈祷、祝咒等方式治病的人就称为巫医。在我国的西周时期，巫医在医疗活动中是占主导地位的。他们在用祈祷等形式进行医疗活动的同时，也能运用民间积累的医药经验治病。到了春秋时期，人们开始用古代哲学思想(包括儒学和道学)来认识自然，体现出朴素的唯物观念。因此，医学也接受并应用阴阳五行的唯物理论，第一部中医学著作《黄帝内经》就在这时诞生。以后，医药知识与宗教巫术渐渐地发生了分离，巫医的地位开始受到冲击。汉代时，医生逐渐形成了一种社会阶层，最后导致了专职医生的出现，宣告了巫术医学的终结。医和与医缓便是当时职业医生的代表。扁鹊就是一位游走于各地的职业医生。

由于朝廷王族与黎民百姓都需要医生，以后便有了官医与民间医生的区别。秦汉时期，就有太医令、太医丞等医官职称，属执掌医药行政的长官。“医工”则是指一般从事医疗行为的医生。隋唐时期有“太医署”的设置，开始有各级医官的分工，至金元时期，设立有“太医院”这一部门。明代以后太医院医官分为院使、院判、吏目等，分别领受俸禄。

凡官医，一部分是太医院训练的医生，很多则是“征天下名医”而补充的。纵观历朝历代太医院，很少见培养出有突出成就的医生。究其原因，因为太医院的医学教育并不是为了发展医学，而是培养专为皇室服务的医生而已。我国古代名医，从扁鹊到李时珍，都来自民间，尤其是宋代印刷术的发展，书籍大量印行与传播，许多医家利用这样的条件，致力于医学传授，使民间医生的数量明显增多，物竞天择，名医辈出。

民间常把医生称为“郎中”。“郎中”始称于战国。在北方又称医生为“大夫”，也有称医生为“衙推”的，这是借古官名表示对医生的尊重。有些地方把医生称为“先生”，这是把医生尊为长者的称谓。有一种铃医，江南一带称为“走方郎中”，这是有一技之长，游走于各地，在民间行医的人。

医学的传承，在原始社会就有了萌芽，早期的传承形式是言传身教，模拟仿效。在感性的模仿中又不断丰富自身所获得的经验，并加以补充，代代相传，使医疗经验不断充实和系统化。在职业医生形成之后，医学知识和治疗技能被看成是谋生的手段，使传承的范围局限，形式上只保留了父子家传，师承相传和私淑传承等几种。

所谓父子家传，即职业医生把医疗经验作为家族中谋生的手段，父辈把医术传授给自己的子女，形成父传子，子传孙的世医。这种家传世医，有“医不三世，不服其药”的优势。所谓“三世”是指家传三世以上的医家，医疗经验丰富，用药调剂谨慎，治病效果较好，这比较符合病人求医的心理。还有一种说法是指必须熟读《黄帝内经》、《神农本草经》、《素女脉诀》三部医书的医家。这种家传祖述成为千百年来中医传承中的主要形式。

师承相传中，老师在招收弟子时都有一定的条件，老师多为名医，要求弟子像尊重父母一样侍奉老师，弟子在师从过程中有许多生活服务和劳作的义务。这种义务被视做对老师传授医学知识的补偿,代代沿袭,在近代中医界也比较普遍。

尽管有一些医生医疗技术也十分高明,精通医学知识,然而没有很清晰的师承脉络。为了顺应社会上盛行的师承风尚,于是出现了带有传奇色彩的从师过程。如"神仙传授秘方"、"异人指点医术"等,成为一种特殊的传承形式,在师授传承中,弟子遵守师说家训,不能随便篡改。老师的学术见识作为弟子的学术渊源,弟子的学术成就被认为是老师学术思想的延伸,虽然有所创见和发展,但门第不变,一脉相承成为中医学术上有鲜明特色的传承系统,进而发展为流派。

有一些学习中医的人,并没有明确的从师经历,或攻读医学经典著作,或研究某位名医的著述,或追慕某位名医的学识而学习掌握了一家之长的医术,这称之为"私淑弟子"。他们在学术持有与学识运用上和从师相仿佛,有的还得到名医的首肯,这是传承学医的一种特殊的形式。

但在历史上确有一些名医,由儒学而通医,以自学而专攻,不愧为一代名医大家的,也不在少数。

一般对习医者,需具备一定的学养条件。《内经》中指出医生要有渊博的知识,"上穷天纪,下极地理,远取诸物,近取诸身"。学习中医除了必须掌握《黄帝内经》、仲景《伤寒论》、《神农本草经》以及各种重要医药经典知识外,还要通识诸子、五经、三史、天文等学科知识。即所谓"不明天地之理,不足为医工"(朱丹溪)。由此可见古人对一名医生的知识结构要求十分严格。

至于通过学校形式培养学生,南北朝时就有端倪。北魏时设“仙人博士官，典煮炼百药”(《魏书》)，“太医秦承祖，奏置医学，以广传授”。隋唐时的太医署，医学教育设施进一步完备，并有医、针、咒禁、按摩等四种分科。每科设博士授课，学制3～7年不等，教材包括《素问》、《甲乙经》、《脉经》、《本草经》等，并有考试制度，择优选补官医，进入太医院。这是中医学史上专门培养医学人才的比较早的医学教育机构，并且一直沿袭下来。

近代史上，仁人志士在“自强救国”的长夜中，也“留心教育，刻意改良”，晚清医学馆的兴办就是一种医学教育形式。

医学传承中有家传师承、由儒习医、专攻私淑等形式。到了近代，中医教育逐渐居于主导的地位，清末民初开始了这方面的尝试，办起了中医学堂，尔后上海中医专门学校又开中医教育之先风。

西学东渐，20世纪30年代，兴办学校进行中医教育达到了高潮。上海、北京、广东、福建、浙江和江苏等地都有中医学校诞生。

6. 中医学术流派各领风骚

中医药学具有十分悠久的历史，它的形成和发展与人们对疾病的认识程度有密切关系，同时也受到历史上各种因素的影响。特别是各个历史时期学术文化的创立，诸子百家，学术争鸣，以致学术流派的形成，也影响到中医学的发展和学派的形成。

师承传授是中医学派形成的一个因素。扁鹊学医于长桑君，弟子有子阳、子豹诸人。仓公学医于公乘阳庆，弟子有宋邑、王禹等，名医辈出，师承各自，囿于一家之言，已有医学流派的雏形。

在医学理论发展中，出现不同的学术见解并各有发挥是中医学派形成的又一个因素。如对“命门”认识的争论，“三焦”界定的不同观点，师生相承，多有阐述，见解相异，导致了学派的形成。

更何况人的患病与病的变化，也是非常复杂的。自然气象，社会精神，各有不同。一种疾病也不是简单的一二个因素所造成。正因为有如此众多的因素和条件，所以医生对一种疾病的认识有时只能是宏观的综合。每个医生对某一种疾病，都是通过四诊（望、闻、问、切）的手段作出判断，但每个医生将所了解到的病情和症状体征进行综合分析时，由于掌握的情况侧重不同，病因病机的见解不同，主气主血，主寒主热的归属不同，重于肝肾或重于脾胃的倾向不同等，立法处方就有不尽相同的思路。尽管最后都能得到相同的效果，但从客观上说明了机体和疾病的复杂性。几千年来，古今中外还没有发展到一种疾病仅是以一种绝对的唯一的见解，唯一的办法来解决的。由于这样的原因就出现了各家各派，由此传承衍生出各种学术流派。这就是在中医药学理论体系下产生的丰富多彩的学术思想，真正成为一个博大包容的伟大宝库。

在中医学数千年的发展史中，产生了众多的医家，形成了各具特点的流派。诸多学派的学术渊源都来自《内经》的理论体系和《伤寒论》的辨证论治思想，但又各有发挥。纵观诸多学派的学术贡献，学术认识的各有千秋，学术上的争鸣，它们促进了中医学的进步,使中医学的理论不断丰富,临床经验更加充实。

可以这样说,只有具有高度文明的中华民族,才会出现这样缤纷灿烂的奇迹。

“儒之门户分于宋,医之门户分于金元”。自金元时期刘元素的寒凉派、张子和的攻下派、李东垣的补土派与朱丹溪的滋阴派的问世,他们各有发明,引起百家争鸣。是时学术流派纷呈,施治方药已不再囿于经方的本来面目。但医学发展是应该以疾病为变化,以实践为依据,所以中医学才能推广与流传。

及至吴门医派,温病学派的问世,是吴中医学发展的必然,这最终成为一份恩泽于我们的历史遗产。

二、吴中医学的崛起

1. 吴文化与吴医

苏州具有古老的历史。据史籍所载，大约在公元前十一世纪的商朝末年，相传周太王(周文王之父)之子泰伯、仲雍为禅让王位由中原来到俗称“荆蛮之地”的长江下游江南一带。泰伯“断发文身”与当地土著部族一起生活，尔后成为部族首领，自号“勾吴”，由此开始了吴国的历史。

武王伐纣取得胜利以后册封泰伯、仲雍后裔。公元前585年，寿梦继位后，曾多次与中原诸侯会盟，促进了吴国与中原的交流。公元前514年，吴王阖闾夺取王位以后，实行了治国安邦的一系列措施，同时委派伍子胥“相土尝水、象天法地”，筑起了阖闾大城(即苏州城的前身)。经过三年的励精图治，吴国经济与军事实力大增。从此开始争霸，战争不断。先伐齐国，后击楚师，最后败给了越国。

公元前496年，阖闾在槜李（今浙江嘉兴）之战中负伤而死，夫差接位后继续厉兵秣马到处征战。先战胜越国，又北伐陈蔡，并屡次与齐争战。公元前473年，吴国最终为越国所灭，吴王夫差由诸侯霸主变成了亡国之君。

泰伯、仲雍奔吴所带来的中原文化与吴地土著文化交融，这是吴文化的嚆矢。寿梦以后，加强了吴地与中原的经济与文化的交流，吴文化受到了中原文化的全面影响。吴王阖闾修建都城以后，使之迅速成为政治、经济、文化的中心，促进了吴文化的进一步发展。以后吴文化与中原文化的差异逐渐消失，吴文化成为华夏文明中的一颗灿烂明珠。吴文化在不断吸融中原文化的同时，也扩散辐射到中原地区及华夏其他部族。

秦始皇统一中国后实行郡县制，划苏州为会稽郡，始设吴县。到了隋文帝开皇九年，废吴郡，因城西南有姑苏山，改称苏州，苏州的名称盖源于此。自隋至唐的三百年间，江南一带战乱较少，社会比较安定，农业和手工业均有很大发展，商业尤为繁荣。宋室南迁，偏安一隅，人文渗透，农业与手工业进一步发展，市面愈趋繁荣，诚然已是"江东一都会"。"上有天堂，下有苏杭"就是当时石湖老人范成大在《吴郡志》中对苏州的写照。苏州之繁华富庶，从流传至今的碑刻《平江图》中还能见其大概。宋末元初，金兵南下，苏州曾遭受到较大破坏。明末清初之际，清兵入关南下，苏州又经历了一次大的战乱。待到大清帝业坐稳江山，康熙元年（1662）重新修筑了苏州城，这大体上就是现在的苏州城址。

明清两代，农业、手工业的发达，商品经济的发展，使苏州进入了极盛时期，吴文化也鼎盛一时。

苏州地处太湖水系入海之枢纽，地势卑湿，“水自为患”，疫病容易流行，先民们在抗御疾病与虫兽伤害的长期过程中，积累起一些经验与方法，流传有各种民间的验方，这是吴医的发微。

“天下有学自吴郡始”，范仲淹创办府学，以后书院兴起，家学和私塾遍布城乡，因而培育的才智贤士，不胜枚举。自唐至清的一千三百多年间，苏州籍状元几近全国总数的四分之一，共出文武状元 50 名，为全国之冠。特别是清代，苏州连续不断地出了 25 名状元，无怪乎有人把状元也说成是苏州的土特产。学风沿袭，人才荟萃，直至当代中国的两院院士之中，苏州籍占据了 81 个名额，仍保持了全国之冠的称誉。

由于儒学大盛，使苏州的中医极负盛名。明清以来，人们将这里的中医称做“吴医”，并且一直保持有较高的水平，享誉天下。

元末明初时期，意大利旅行家马可·波罗曾到过苏州，在其游记中提到苏州“医士甚众”。他写道“他们中有很多医术高明的医生，善于探出病根，对症下药。有些人是以学识渊博著称的教授，或者如我们应该称呼他们的那样是哲学家，还有一些人或许可以称做魔术师或巫师……”。

2. 吴医渊源

“吴医”这个名称，固然由“吴”地域名而来。但是吴医并非是“勾吴”小国的土特产，它的鼻祖应是金元四大医家之一的朱丹溪。

明朝杨循吉在《苏谈》一书中记载了浙江浦江(今金华)人名医戴思恭是吴医形成的引导者。

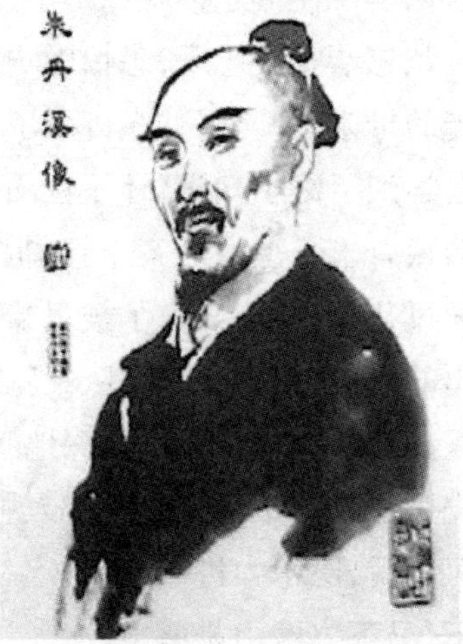

朱丹溪(1281—1358)

戴思恭出生在读书人家,受到诗礼的熏陶。但他十分仰慕当时杰出的医学家朱丹溪先生。戴思恭不辞劳苦,徒步到浙江义乌朱丹溪门下求教。朱丹溪(1281—1358)是金元时期四大医家之一,与刘完素、张子和、李东垣一起享誉杏林,是中医学养阴学派的创始人。戴思恭从师学习,态度诚恳,得到了朱丹溪的赏识。朱丹溪要求戴思恭学医从《黄帝内经》和张仲景的《伤寒论》、《金匮要略》等医书入手。两年后,戴思恭再度拜访朱丹溪时,言语间朱丹溪发现戴思恭在医学上有了惊人的进步,其态度依旧诚笃。朱丹溪便把记载着自己治学心得和临床经验的笔记借给戴思恭,让他去进行研究。"自是识日广,学日笃,出而治疾,往往多奇验。"后来,戴思恭来到吴中悬壶行医。吴人来看病的,戴思恭每开一方,收受银子五两,由于效多桴鼓,一时声誉鹊起,求医者众。吴中有一个儒生叫王仲光,原来不懂医道,因为钦佩戴思恭的医术而去拜见他,向他请教学医之道。戴思恭说要熟读医书《素问》,王仲光就刻苦攻读三年。一日,戴思恭造访王仲光,谈吐之间,王仲光的医论学说使戴思恭吃惊不小，他的高论识见，自己已不能比及。戴思恭私下想来，恐怕影响到自己的前途，就登堂拜见王仲光的母亲，并与王仲光订下了交谊。当时，王仲光只是从书本上学到了医学知识，还不能看病人开处方。王仲光知道戴思恭藏有朱丹溪的医案十卷，但苦于戴思恭秘而不授。王仲光通过几天观察，知道了戴思恭藏书的地方。一日，在戴思恭外出的时候，王仲光拿了医案就回家。等到戴思恭回家后，发现医案失踪，十分气恼，深深地叹息说：可惜啊！恐怕今后受到先生恩惠的不仅仅是我一人了。王仲光研究了朱丹溪先生的医案后，医术大进，终以医名驰誉吴中。“于是仲光之医名吴下，吴下之医由是盛矣。”

王仲光，名宾，号光庵，明初吴县木渎人。自幼即有志于周孔之道，在七八岁时即入乡校，识字以后他对唐虞三代以降，及至秦汉唐宋元六经贤传，诸子百象，阴阳历数，山海图志，兵政刑律及稗官小说等书，悉皆收览，无所不知。他立志隐晦不仕，且因母老不忍分离。有人劝之出，曰：吾惮为牺也。

王仲光曾在苏州城内设店售药，他一般不轻易为富人治病，但里巷中贫者求治，即往诊视，并施与药饵，不望责报。其医术和医书传吴人盛寅、韩叔阳。

王仲光曾寓居虎丘，题其室曰“三畏斋”，著述有《光庵集》十卷、《王仲光诗集》二卷、《吴中名贤记录》、《吴中古迹诗》、《虎丘山志》等。他又善绘事，尝于天平山画《龙门春晓图》，清初钱谦益在其《列朝诗集小传》中称王仲光、韩奕、王履为吴中三高士。

吴门医派是戴思恭来吴行医后开始形成、发展起来的。因为他是一个综合各家名医经验的杰出人物，所以在苏州中医学界声望较高。以后，由吴中“本土化”医家王仲光等的推动，数百年来出了不少名医，多有杰出之辈。“有闻名邦国者；有饮誉乡里者；有创造发明著书立说而成为一代宗师者；有精于脉理，善诊妙治而留范千百医案者；有广注阐解经典者；有专论克治时病者；有精通诸科者；有独善一技者。总观诸贤，不唯医道高超，且皆医德隆厚”（吴怀棠《吴中名医录》序）。以后，遂发展形成了一个相当规模，且具相当影响的吴门医派。

明朝正德年间御医，院判，吴县人薛立斋“历仕孝武两朝，视篆南北医院，尽阅中秘奇方，遍友海内名士，闻见宏博……研精覃思……遂能察见脉理，所投立效”。他曾校注王纶的《明医杂著》。明人钱海石在《明医杂著注》序中述及“尝闻姑苏传刘、张医学，乃自葛应雷始，自后王安道，赵良仁辈，各著《会同》、《医韵》、《药要》等书，世所宝藏，则苏之医派实永薛君崛起于后，渊源有自矣”。

真正以“吴医”广传天下者，应是清乾嘉年间名医唐大烈。他仿照清康熙年间吴医过绎之《吴中医案》旧佚，将苏州地区的三十一位医家的医论杂著汇编成《吴医汇讲》十一卷，刊刻印行，从此，“吴医”名称盛行于世。千百年来苏州出现了许多著名医家，形成了独具特色的地方医学流派，在中国医学史上占有一席之地。

自元末明初，戴思恭徙吴行医，传王仲光而使“吴中医称天下”以来，明中叶由薛立斋作为“苏之医派崛起于后”的代表人物，至有清一代温病学派的兴盛，唐大烈成为吴中医学广传天下的第一人,前后四百多年间,形成了世人瞩目,传承不衰的吴门医派。以后吴中医学一枝独秀,具有“名医多、御医多、医学古籍多”的明显特点。

3. 温病学说

我国自汉以来,各地不断流行瘟疫,即所谓“大兵之后,必有凶年;大荒之后,必有大疫”。这与社会发展、人口集中、环境卫生状况恶劣等因素密切有关。瘟疫一旦流行,死伤大批,民生凋蔽。因此对瘟疫的研究自然成为历代医家注意的焦点。正史存录及有关史料记载,从汉、唐、宋、元至明、清历代,苏州及相邻地区曾先后发生过数百次的疫病流行。例如,在明代的276年中发生了64次疫病流行;清代的266年中大小疫病流行不下三百多次。例如,明永乐六年(1408),江西建昌,浙江杭州,福建建宁、邵武等地死者七万八千四百余人。

清雍正十一年(1733)镇洋大疫,继之江苏昆山、上海宝山大疫,死者无算。

先秦时的《黄帝内经》中曾提到“五疫之至,皆相染易,无问大小,病状相似”。先民们也特别关注到生命竞存中有一类对人类侵害极大的疫病。汉代张仲景被誉为“医中之圣”,他亦曾痛感于建安纪年以来疫病流行。他家是个大家族,原有二百多人,然而未满十年,却死去了三分之二。其中死于伤寒病的就有七十人。“感往昔之沦丧,伤横夭之莫救,乃勤求古训,博采众方”撰著《伤寒论》一书。而且张仲景很自负地认为,“虽未能尽愈诸病,庶可以见病知源,能寻余所集,思过半矣！”自《伤寒论》问世以来，历代医家无不奉为圭臬。伤寒是一切外感热性病的总称。以伤寒病命名，列治法三百九十七条，组方一百一十三首，用药九十七味，历经千百年，中医藉此治病，屡治不爽。可贵的是《伤寒论》继《灵枢》之后又提到了温病，但出症状而无治法，且语焉不详。这可能与张仲景身处中原，鉴于天、地、人的条件，所见所闻以伤寒为主有关。但亦足以说明在张仲景丰富的临床中，或他同时期的医学信息中，也发现过有别于“伤寒”的“温病”。或许与伤寒相比仅见一二，但他终于未敢遗忘，更无主观舍弃，还是如实地把所见所闻录下，使后人能有脉络可寻。

吴中一带湖河渚泊，地处卑湿，水利资源丰富，一年四季气候分明，较之北方多温，这或许是吴中多温病的自然条件。因此，吴中医家也就有了更多的治疗温病的实践机会，构成了温病学说创立于吴中的必然因素。

(1) 王履与《医经溯洄集》

元末明初，昆山人王履继承先人的学识，在临床研究中承袭了《内经》中“冬伤于寒，春必病温”的思想，以感邪的即病与不即病，指出了伤寒与温病的不同之处。“夫伤于寒有即病者焉，有不即病焉。即病者，发于所感之时。不即病者，过时而发于春夏也。即病谓之伤寒，不即病谓

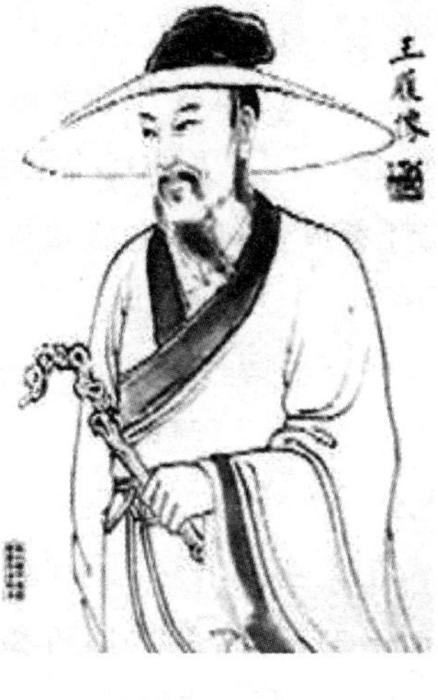

王履（1332—？）

之温与暑。”其病因虽“不殊”，但施治不得以混淆。明确提出了“温病不得混称伤寒”的观点，澄清了当时关于温病、伤寒的模糊看法，认为温病与伤寒是不同的两类疾病，在治法上则应“治以辛凉苦寒”，有异于伤寒的“辛温解表”。使温病在名称和治法上摆脱了伤寒的羁绊。自此，温病走上了独立发展的道路。王履一生著述较多，但仅留存《医经溯洄集》一卷。由书传人，以温病学说的先驱者名留青史。

(2) 吴有性与《瘟疫论》

明崇祯年间，一场瘟疫席卷山东、浙江、河南、河北、苏南等地。疫情凶猛，“一巷百余家，无一家幸免；一家数十口，无一口仅存”。求神问卜，无济于事，疫病流行，益愈猖獗。这时“救命神医”吴有性飘然问世。

吴有性，字又可，吴县洞庭东山人。他目睹疫病流行的凄惨景象，深感自己的责任重大，决心放弃科举，绝意仕途，走上了医学研究的道路。他怀着极大的热情，置个人安危于不顾，深入疫区，登门串户，调查疫情，观察症状，记录病情，然后进行分析研究，总结出了治疗瘟疫的经验。后来，在此基础上写出了《瘟疫论》一书，对瘟疫的预防和治疗作出了重大的贡献。

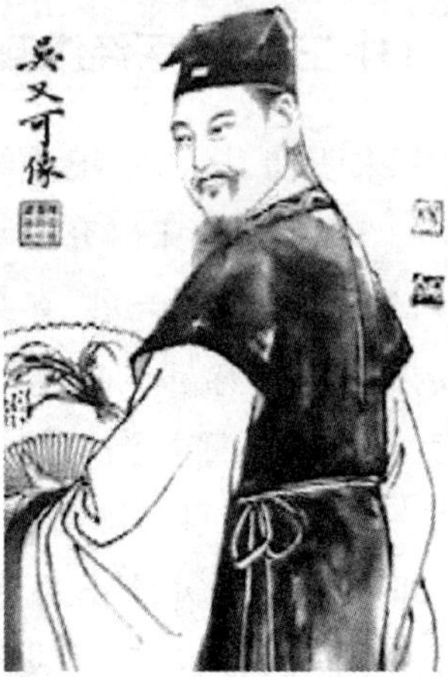

吴有性(1582—1652)

他提出“瘟疫之为病，非风、非寒、非暑、非湿，乃天地间别有一种异气所感”。即另有一种致病物质“戾气”，是造成传染病流行的原因。吴有性在长期的治疗实践中，观察到“戾气”有多种多样。感受不同“戾气”会产生不同的病症，并且他已经观察到某种“戾气”会侵入某种脏器组织。《瘟疫论》书中记载了与鼠疫、白喉、天花、麻风、梅毒、肺结核、流行性脑炎等相似的传染性疾病。在疫病传染途径上，他明确指出“邪从口鼻而入”，可通过空气飞沫或同病人接触传染。在疫病的流行特点上他已注意到散发性和大流行的区别和联系，并有很多合理的治疗原则和方法。

吴有性在传染病学方面的卓越贡献，开创了中医传染病学的研究。《瘟疫论》一书是我国最早研究瘟疫的专著。他提出的“杂气学说”为吴中温病学派的崛起奠定了基础。《瘟疫论》成书不到两年，就有印本刊行，嗣后各种版本络绎不绝。康熙年间，日本医家也翻刻了这部著作。

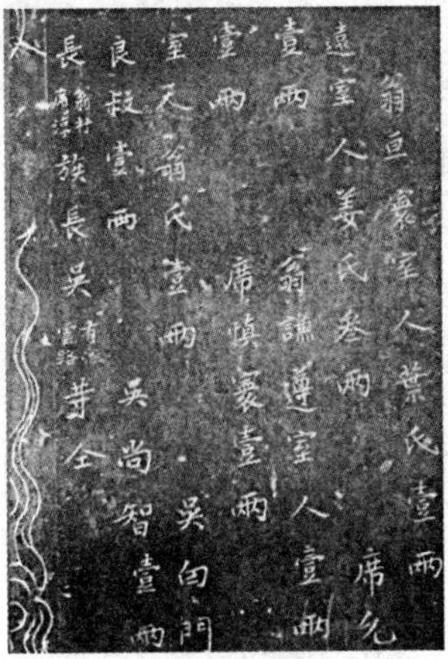

东山镇鹅潭庙内《净志庵碑》上关于族长吴有性的记载

但是由于医家们的思想根本上受到“尊经”观念的束缚，不敢直面温病。只是强调了温病与伤寒的不同，企图避免和《伤寒论》的直接矛盾，所以一段时间来客观上延缓了温病学说发展的良好势头。

清初以后温病学说日趋成

熟。迨至叶天士《温热论》的问世,宣告了温病学说理论体系的确立和吴中温病学派的诞生。

(3)《温热论》及其他

叶天士是一个了不起的医学临床实践家。他继承师说,实践探索,大胆创见,敢为天下先。他认为伤寒一症由感受风寒所致,而温病的病因则是温热之邪。伤寒病邪从皮毛腠理而入,从足太阳经由表入里,循六经传变;温病之邪则由口鼻而入,"温邪上受,首先犯肺,逆传心包",是犯上焦肺卫,由浅入深,循卫、气、营、血途径传变。伤寒之邪留症,由寒化热入里,易伤阳气;温热之邪则热传速变,表里俱热,易损阴津。所以治法上,伤寒在表,用辛温发汗,疏散风寒;温病在表,则用辛凉轻清,透泄热邪,以顾护津液为主。

叶天士明确提出了温病学说中卫、气、营、血的辨证治法,这是一种学说的创新。"大凡看法,卫之后方言气,营后方言血。"感受温邪之后,由卫、气、营、血四个层次表达了由浅入深传变的规律。制定了"在卫汗之可也,到气才可清气,入营犹可透热转气……入血就恐耗血动血,直须凉血散血"的治疗原则,广泛应用于温病临床。在温病的诊断方法上发明了察舌、验齿、辨别斑疹白痦等体征,并且有较详细的记录和总结,对当时医家诊断疾病提供了宝贵的经验。

温病学说是一门与伤寒学说并列的外感发热病治疗学,是吴中医学的标志性学说,并且对中医学的发展具有巨大的影响。而后吴中医家周扬俊的《温热暑疫全书》、薛生白的《湿热论》、缪遵义的《温热朗照》以及邵登瀛的《四时病机》等研究温病学的专著纷纷问世，掀起了从事研究温病学说的高潮，吴中地区成为当时温病学说研究的中心。从此，温病学说广为流传，播扬大江南北。江苏淮阴吴鞠道的《温病条辨》创三焦辨证，广其义；浙江会稽章虚谷的《医门棒喝》畅其识；海宁王孟英的《温热经纬》传其学，这些都是中医学史上有较大影响的温病学著作。

(4) 清代吴中名医叶天士

叶桂，字天士(1667—1746)，以字行，清康熙年间人。号香岩，晚号上津老人，世居苏州阊门外渡僧桥下塘。先世自歙迁吴，占籍吴中。祖父叶时，字紫帆。父叶朝采，字阳生，都精通医术。叶天士十四岁丧父，后从学于父亲的门人朱君，未及弱冠，便已经通读《内经》、《难经》以及中医各家著作。叶天士读书不仅一读就通，而且有些见识甚至超过老师，所以挂牌行医不久，就已经很有名望了。叶天士看病切脉望色，如见五脏，处方用药不拘泥于一知只见，师古不泥，兼收并蓄。

清康熙年间，正是吴中名医辈出的发展时期，叶天士只要听说某人善治某病，就会真诚地以弟子之礼去请教学习。"转益多师，集众美以成名"，叶天士从十二岁到十八岁的六七年间，前后造访了十七个

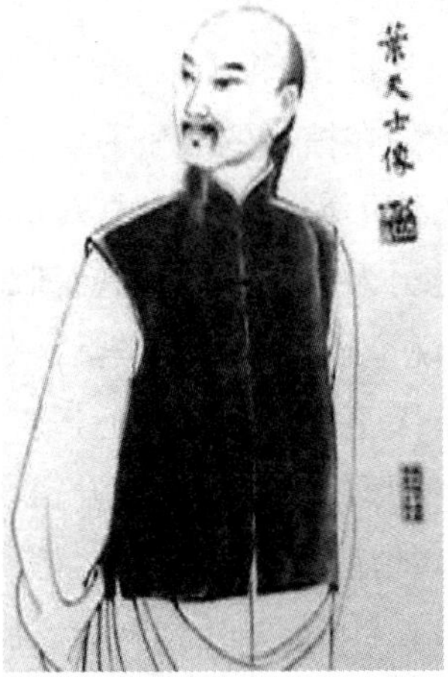

叶天士(1667—1746)

老师，这是一时传为佳话。

叶天士神悟绝人，博古通今，对于医术，尤其精到。他三十岁不到便盛名于世，大江南北，当时学医的人都以炫耀叶天士是自己的老师为荣。叶天士的子孙后裔都继承家业，五世相传。众多私淑者中，最有成就的是吴塘（鞠通）、章楠（虚谷）、王士雄（孟英）等，后来也都成为名闻于世的吴中名医。

叶天士治病往往有出奇制胜之处，对于疑难杂症，以他平日娴熟的医术使病人得救。有时就在别的医生所开的处方中略作变通，改变服用方法就很有效。有时甚至不用任何药物，而只要病人静静的休息，用适当的饮食调养作为有效的治疗方法。当有的病人自己还没有意识到已经患病的情况下，叶天士就能预见洞知，告诫病人，有时能神奇地预先判断病情在十数年以至数十年后的变化情况，无不一一应验。因此，叶天士名噪天下，各种关于他的传奇故事，也在民间广为流传。例如：

某日，叶天士乘轿经过闹市，看见一伙送葬的人，叶天士注意到在棺材的底下有鲜血滴下数滴。叶天士大声呼叫送葬的人停下来，并问棺中人是什么时候死的？答是昨天晚上。问是男人还是妇人？答是临产的孕妇。叶天士就吩咐他们快回，说是或许还可以救活。死者的丈夫哭泣着叩谢请救，然后随叶天士的轿子赶快返还。一路上围观的人越来越多。回到死者的家中，就叫人打开棺材，叶天士按了患者右手的脉后说可以救活，并让人把尸体搬回到床上，脱去殓服。叶天士取出一枚长针，解开死者胸前衣服，当心一针，“哇”然一声，一个婴儿就分娩下来了，女人也恢复了呼吸。围观的人无不佩服叶天士的神奇医术。有的人问叶天士：你是怎么知道她还没有死的呢？叶天士说：刚才看见棺材底下滴下的血是新鲜血，所以知道人还没有死。后来按了脉后，知是腹中的胎儿将母亲的胞络绕住了，而胞络与心相近，孕妇是因心痛而晕厥过去的。所以用针刺胎儿的手，胎儿因手痛而缩动，所以一下子就分娩下来了。胎儿出来后，母亲也就救活了。此法之难在于掌握针刺的分寸。

叶天士话还没有说完，围观者中有一年轻人伸出手来请叶天士诊病。叶天士诊视良久，对他说，你应该赶快回家，今天晚上必定要死。周围的人听了十分吃惊。有人不禁问道，你这样判断的根据是什么？叶天士说，你们看他完全像一个健康的人，但我以脉理分析，他的肠子已经寸断，哪会有不死的理由。这个年轻人是产妇家对门店内的伙计，当时看见大家都一致称赞叶天士神奇的医术，心里有些不服。他是刚吃罢中饭从柜台内跳出来，推开众人进来请叶天士诊脉的，当时只是想戏弄叶天士而已。他没有想到吃饱了饭是不宜跳跃的，饭后跳跃则易肠断。当日晚上年轻人果然死了。于是一时盛传叶天士"对已经死的人能断脉复生，对健康的人能预知其死"，名声播扬方圆数百里。

又一天，叶天士徒步自外面出诊归来，途中骤雨急下，道路冲坏。有一熟悉叶天士的村夫背着叶天士渡水。叶天士对他说，你明年今日会病死。现在若及时治疗，尚可以救活。村夫听后并没相信。过了一年，村夫头部出了很多疮疡，就急着赶到叶天士家里求治。叶天士只是给了他一些钱叫他回去，并断言不会活过明天酉刻时辰。第二天事情真的这样发生了。

又一次，叶天士乘轿行至乡村间，正巧看到一个在采桑叶的少妇。叶天士就叫轿夫上去搂抱少妇，少妇不知就里，十分气愤，大骂轿夫。她的丈夫也扭住轿夫殴打起来。叶天士急忙从旁解劝道：这个妇人痘疹已发到皮膜间，因火气太盛，痘疹发不出来，是我设法让轿夫激怒她的。今天晚上痘疹可能会剧发，如果不这样，性命就很危险了。后来果然是这样，妇人也就很快康复了。

吴县木渎有一个富家的儿子，也是痘疹闭而不出。家人想到只有叶天士能治好儿子的病。然而，木渎距苏州城太远，恐怕叶天士请不来。他们听说叶天士喜欢斗蟋蟀，于是就买了数十盆蟋蟀放在家中，并重金请人以斗蟋蟀为名将叶天士骗到木渎来。待叶天士到了木渎，就请他为小儿治病。叶天士开始不愿诊视，诱他来的人对叶天士说，如果你能治好小儿的病，那么这数十盆蟋蟀全部送给你。叶天士听后十分高兴。就要求富家准备十几张新的干净桌子，将小孩裸卧桌上，用手翻转小孩，如果桌子热了就换一张，如此一张张桌子翻遍，到了半夜痘疹一下子都发出来了，终于幸免一死。

还有一个故事，说叶天士有一外孙才一岁，患痘闭不出，他的女儿抱回家求父亲治疗。叶天士一时觉得难以下手治疗，女儿于是十分愤恨地说道，父亲经常说痘无死证，现在外孙得了痘疹，难道就不能活吗？那我就先死吧！说着欲以头撞墙，并且拿了剪刀欲自刎。叶天士看到这样的情况，迫不得已，沉思再三，吩咐将外孙脱去衣服关在一间空屋内，自己却外出与别人游戏去了。女儿想看看儿子，门却打不开。几次三番叫人去催父亲回来。而叶天士玩兴正浓，没有回来。女儿伤心得直哭。到了夜深的时候，叶天士方才回家，然后打开空屋，看到小孩痘疹遍体，粒粒如珠。其实叶天士是借用空屋蚊子较多，用蚊虫叮咬皮肤的方法帮助痘疹发出，真是用心良苦啊！

还有一次，叶天士的邻居中有一产妇难产已经几天了，别的医生看过后开了方子。产妇的丈夫拿了药方去请教叶天士，叶天士看后要他在方子中加上梧桐叶一片同煎。产妇服后胎儿果然立即娩出。后来，有人效法叶天士的方法。叶天士听后笑着说：吾当时用梧桐叶，因为那天正好是立秋日，过了这个节气，加梧桐叶有何用呢？这是叶天士巧用"立秋叶落"因时制宜的好方法。

有一个男子，二十多岁，他的父亲是某省制军（当时对总督的称呼）。一日男子两目红肿，痛不可忍，请叶天士诊治。叶天士看病后说，目疾不足虑，当自愈，但愈后七日内，足心必生痈毒，一发则不可治。因为平时叶天士决死生如烛照，不会相差很大，这男子听了这样的说法，不觉恐惧不已，惶惶求救。叶天士说，现在不用急，你先用我拟的散毒方法，如果七日内不发，方可再议。男子急着求方，叶天士却嘱咐他先息心静坐，以左手擦右足心三十六遍，以右手擦左足心三十六遍，每日七次。俟七日后，再来诊治。男子茫茫然疑虑不定，但只能如法去做。如此七日后，就请叶天士复诊。该男子说，目疾正如先生所说的已经痊愈了，不知道痈毒还是否会发？叶天士笑着说，前几天我说发痈毒的话是戏言。因为你是富贵中人，事事如意，所怕的只有死，因此只有以死这件事才能说动你。

这样一来其他的欲念就会断绝,使注意力全部集中到足心。手擦足,则心火下行,目疾自愈。不然心越躁,目越痛,即使每天服用灵丹妙药,也不会有效果的。男子听后,恍然大悟,笑着重谢叶天士。

叶天士的母亲年龄大了,一次生病,叶天士每天用药治疗始终不见效果。然后他请遍了苏州城内外名家,会诊后也无效。他母亲的病情一天天加重,叶天士终日忧心忡忡。他问仆人,苏州是否还有学问深而没有名望的医生。仆人说,后街有一位章医生,平日自夸技术比你还好,但是请他看病的人寥寥无几。叶天士听后十分惊讶,说道能口出大言的,必定有真才实学,赶快去请他来。仆人奉命到章医生家,章医生向仆人详细询问老夫人的病势以及叶天士又为什么这样急迫等情况。仆人说,太夫人生病已久,服药无效,病势日增,主人终日彷徨,口中念叨"黄连"二字不已。章听后,心中已经有所明白。到了叶天士家中,看过病人,章提出要看以前所服的药方,并沉吟良久后说:药与症是相符合的,理宜奏效,但太夫人病情是因为热邪郁于心胃之间,药方中需加黄连一味,始能奏效。叶天士听后,跃然而起说,我也已经考虑再三,想用黄连这味药物。但家母年事已高,恐服后影响真火,故不敢贸然用它。章说,太夫人两尺脉长而有神,本元尚且坚固,况且有这样的病症,还需用这样的药物来治疗,用了不会有何妨害的。叶天士十分赞赏,如此用药以后,一剂而安,再投而愈。叶天士以杯缎百金厚谢。以后有请叶天士看病的人,叶天士常常会说,章某的医术超过我,可以请他治疗。

扬州有一个叫程信的医生,叶天士曾经看到过他开的方子，很欣赏他的水平。若有扬州来的病人，叶天士就会对病人说江北有程信这样的名医，没有必要远道而来叫我看病的。这真是叶天士的大家风范。

同行之间，为了维护自己的声望，妒忌之心每每有之，叶天士与薛生白的龃龉之词亦曾在民间流传。

薛生白，也是吴中名医，与叶天士齐名，但相互妒忌。生病的人到叶天士处看病，叶天士必然会问，有没有请薛生白看过。到薛生白处看病时，薛生白也必然会问，有没有请叶天士看过。

某日，有甲乙二人赌食寒具（馓子，一种油炸面食），甲吃了七十份后，觉得难受，就承认自己赌输认罚。乙见甲认输后十分高兴，一时逞强，把全部寒具都吃掉了。刚吃完不久，便觉得有痰上涌不适，就请叶天士看病。叶天士看过后说，已经无药可救。病人又再到薛生白处请他诊视，薛生白说法也与叶天士一样。病人的家属苦苦哀求薛生白设法救治。薛生白忽然想起就问道，有没有请别的医生看过。病人说请叶天士已看过了。薛就问，叶天士是如何说的？回答说与先生说的一样。薛生白想了一下说，如果果真是这样的话，那么就留下来，我想办法试试，如治疗好也是你家运气亨通。说完，薛生白就进入内室。过了一会儿，他手里拿着一种纯白的药汤出来，要病人服下。然后再给一种黑色的药物服下。不久，病人腹中响如雷鸣，大泻而愈。后来，叶天士听到了这件事说，我怎么会不知道这种治法，只是不乐意治疗而已。因为病者过食寒具，充塞不化，理应用消导的方法。但又恐怕他不胜药力，必先要让病人服人参后以固其元气，然后方能有效。因为考虑到病者穷困买不起人参，所以对病人说自己无能为力。实际上，开始时薛生白也是这个意思，断为不治。只是由妒忌心理出发，就自己准备了参汤给病人服，所以见效。

事后，叶天士觉得很气愤，书写了“踏雪斋”几个大字挂在门口。薛生白听到后笑着说，人们常说叶天士不通情理，今天看来果然如此。说罢自己也写了“扫叶庄”几个字挂起来。

陆以湉在《冷庐医话》中记述有这样一件事：“乾隆某年，吴地大疫，郡设医局，以济贫者。诸名医坐诊。有更夫某者，身面浮肿，遍体作黄白色，诣局求治。薛生白先至，诊其脉，挥之去，曰，水肿已剧，不治。病者出，而叶天士至，从肩舆中遥视之，曰，尔非更夫耶，此乃驱蚊带受毒所致，二剂可已。遂处方与之。薛为之失色。因有扫叶庄、踏雪斋之举。二人以盛名相轧，盖由于此。”

叶天士从师过程中，与薛生白曾同出吴中名医王子接(晋三)门下。薛生白与叶天士是同时代人，年岁稍逊于叶天士。他出身于诗书人家，素有学养，博学多通，诗文甚富。只因母病，究心医学，治多奇效。虽以医闻名，但“不屑以医自见”，所以尽管医名与叶天士齐，但在学养、识见及学术风格方面均与叶天士不同。叶天士为时医，以时病见长。薛生白为儒医，于儒文为擅。叶天士年长而敦厚伦纪，薛生白少盛而放诞风雅。

1986年，在纪念叶天士诞辰320周年学术研讨会期间，苏州市中医学会会同市文管会，根据有关资料，经实地勘察与寻访，认定叶天士故居在阊门外渡僧桥下塘48~54号的古建筑院落内。

叶天士故居坐北朝南，东西三落，前后七进，为明清时建筑，现虽有破落毁损，但规模结构，厅堂居室之遗风犹存。“一脉运河游龙舟，七里山塘到虎丘。”阊门下塘，渡僧桥一带，应是当年商业繁荣之地，是水陆要津，叶天士设诊行医于此，是十分符合情理的。叶宅现已作为名人故居列入苏州市文物保护单位。

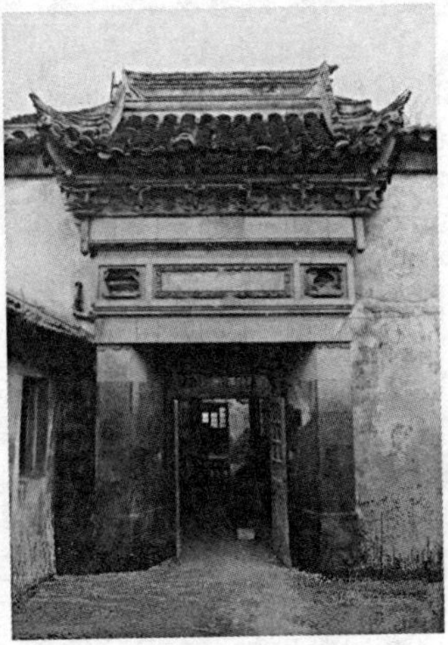

叶天士故居

三、吴中名医

1. 吴中世医

世称“医不三世，不服其药”，人们历来都很看重世代相传的医家。这些世代相传的医家主要是以父子嬗递、族裔沿袭、数世相传、乃至十数世、数十世传承的。但是能绵延不绝，传承至今的，真属凤毛麟角，这是一种值得研究的历史文化现象。

有关资料表明，宋元以后的明清时期医家世传较为多见，这可能与资料存见所及有关。其次，蒙元入主中原，抑文废儒，导致科举萧条，仕途衰落，“第以见用于世而科举废，于是益取医家之书而读之”(明·宋濂)，发生了儒学世家向医家的嬗变。明朝时的户籍管理制度承袭了元代的影响，朝廷为稳定社会局面，把户口分为民、军、医、儒等类别，而且规定，各户必须承袭父业，不能改变，否则治罪。由于“九儒十丐”的流风，由儒而医是十分时尚的变化。因此，医学之家形成了一脉相承、世代沿袭的现象。

明清两代，吴中地区的经济与文化都有很大的发展，一大批著名医家面世以后，亦多世代传承，所以吴中医学先有名医多，继而有世医多的特点。

(1) 宋代世医第一家——葛氏世医

《吴中名医录》中有关于名医沈良惠的记载，他由汴迁吴，高宗曾赐书良惠，吴人遂以良惠称之，自宋入元至明，其家代有名医。这是关于吴中世医的较早记述。

宋代吴中世医之家还有葛应雷，葛氏医学在吴中影响很大。明代王祎在《论医》中说到“予观近时言医者，莫盛于吴中，而吴中世业医者，莫盛于葛氏”。“吴中以儒为医，而德被人者，世称葛氏。”(陈继《葛彦和墓志铭》)葛氏家族当是显赫于吴中的鸿儒名医世家。

葛应雷，字震父，别号恒斋，宋元间苏州人，生于宋景定五年(1264)。祖思恭，官至宋宣议郎(从七品下的文阶官)，医术显名于时。父从豫，官宋进义校尉，为人清正儒雅，博极群书。尤精医学，名于宋末。

应雷幼年习儒，兼受家学，亦留心于医。宋亡后，弃儒而专攻医学，以家藏《灵枢》、《素问》诸书，研读覃思，深窥奥旨。其处方制剂，独具风格，皆出群辈。见世之言医者，拘方执论，而莫究其原委；宣泄补益，守护攻伐之法，不识时用，于是著《医学会同》一书。该书推五运六气之标本，察阴阳升降之左右，定五脏六腑之虚实，以合经络气血之流注。使学者知疾病之候，死生之期。应雷尝自匾其斋曰“恒”，谓医不可无恒也。大德十年(1306)，荐授平江医学教授，升任全郎，江浙官医提举。至治二年(1322)以内艰归，执丧过毁，至治三年正月十八日，竟卒于家，享年六十岁。泰定元年(1324)春，二月十八日葬于吴县至德乡望保墩先域之次。所著《医学会同》二十卷已散佚。

其弟葛应泽居杉渎桥故里，亦以儒通医，为平江路官医提领，匾其医室曰“复生堂”。其座右铭为：济世之道莫大乎医，去疾之功莫先乎药。由当朝周丞相书。著有《葛应泽诗文集》十卷。

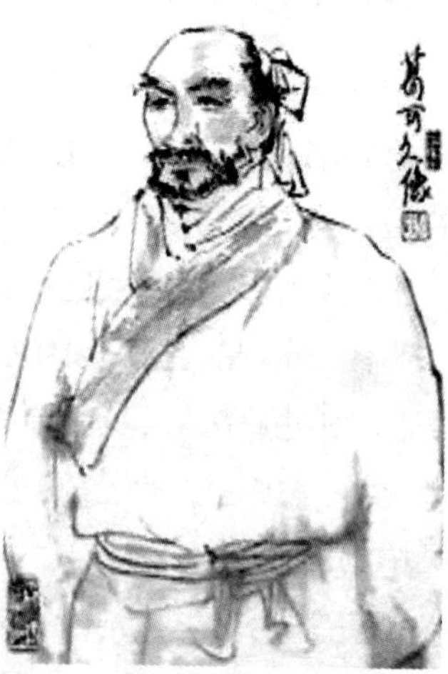

葛乾孙(1305—1353)

葛应雷子葛乾孙，字可久(1305—1353)。他生有奇气，仪状伟特，膂力过人，为人倜傥温雅。未冠时好击刺战阵之法，后折节读书，却入试屡下。据吴县光福人徐显在《葛乾孙传》中说，葛乾孙在二十岁以后，曾做过一段时间的地方小吏。在应进士考试时，行为放纵，奇志大言，出语惊人。这有违应考规矩，照例不能录取，但主考官看他是个学识武功兼备的人才，劝他循规蹈矩并答应录取他为第二名。葛乾孙却说，此不足为也，吾怎愿龌龊从谀，离折经旨，来迎合主考官的要求。从此以后，葛乾孙弃绝仕途,不再应试,转而继承家业,研习岐黄之术。

先由其父取医书授之,乾孙稍治辄精。他又兼通阴阳律历,星命之术,为人治病,常见奇效。很多在其他地方不能治好的病人,皆往葛乾孙处求治。因此他名重南北,与当时浙江义乌名医朱丹溪齐名。

葛乾孙曾治过一富家女,病者四肢痿痹,目瞪不能食,众医治罔效。葛乾孙命悉去房中香奁流苏之属,掘地为坎,置女其中。久之,女手足动,能出声,投药一丸,明日女自坎中出矣。盖此女嗜香过度,而脾为香气所蚀,故得是症。

朱丹溪尝治浙中一女子痨瘵,且愈,颊上两丹点不灭,朱丹溪自感技穷,谓主人曰,须吴中葛公耳。然其人雄迈不羁,非子所致也,吾遣书往,彼必来。主人悦,具供帐舟楫以迫。比至,朱丹溪语其故,出女子视之。葛乾孙曰,法当刺两乳,主人难之。葛曰,请复以衣。摸针刺之,应手而灭。主人赠遗甚丰。葛笑曰,我为朱先生来,岂责尔报耶,悉置不受。

葛乾孙勇士言其长于武,士子言其长于文,方士言其长于医。实际上葛乾孙是文武医药皆精之才。

传说,葛乾孙曾路遇一人,极明医理,精通方脉,授秘方于他。以后葛乾孙用以治劳损吐血,活人无数。晚年,葛乾孙将异人所授之方,整理成书,即为《十药神书》。他在自序中说“余自髫稚,学业医道,考究方脉。三十余年,遍历江湖,多学广博者,不过言语文字形容之耳。及至用药治病,皆不能捷,是以日夜苦思用心,务在中病。后遇至人,同处三月,斯人极明医道,精通方脉,用药如发矢,无不中的,余曰必神人也。遂拜为师,得授奇方一册。阅之,或群队者,或三四味者,皆余日观至人用效者也。使余如久旱逢霖，夜行得月，心中豁然。自此回至吴中，一用一捷。治劳损吐血诸症，无不刻验。信乎奇方可锓梓板也。余以三余暇日，将至人所授奇方，并日用决效之法，类成一帙，名曰《十药神书》”。

《十药神书》是我国第一部论述治疗劳损吐血的专著，其病症大体与现代医学的肺结核病相类似。这本书因其疗效确切可靠，得到了明清医家的推崇，并在临床广泛应用。

《十药神书》卷帙不多，方共十首，以天干次序排列。如甲字十灰散，乙字花蕊石散，丙字独参汤，丁字保和汤，戊字保真汤，己字太平丸，庚字沉香消化丸，辛字润肺膏，壬字白凤膏，癸字补髓丹。专治肺痨吐血之症，在病的发展规律过程中，用药循序渐进，每有一方之效。唐宋以来，对肺痨病尚未有系统完整的治法。《十药神书》问世后，确立了一套可以遵循的治疗法则。

元至正壬辰年(1352)，由于元王朝的腐败统治，农民起义越演越烈，战火燃遍全国。正月，葛乾孙与朋友徐显同游苏州开元寺，对徐显说“吾闻中原豪杰方兴，而吾不及预命。夫公兹天气淫厉，吾犯司地，殆将死矣，如斯必于秋”。这番话是葛乾孙的肺腑之言，他颂扬农民起义军为“豪杰”，包含了他对自己不可能参加那轰轰烈烈的起义运动的慨叹。他预知元王朝气数已尽，将要灭亡。是年秋七月，葛乾孙谈笑自若，偃然而逝，终年四十九岁。

后人为了纪念葛乾孙，在苏州沧浪亭内五百名贤祠碑刻中供奉着他的遗像，并有赞语曰：洞明方术，世业知医，咸池运厄，未究厥施。

民国初期，名流吴荫培创立“吴中保墓会”，曾在苏州胥门外至西跨塘一带，发现过葛应雷、葛乾孙的墓葬，然几经变迁，现已难觅踪迹。

葛乾孙子葛晋，孝敬淳谨，能继家业。

葛应泽子葛仲正（1303—1373）为人厚重，有长者风。每旦迎疗者填户外，至不能容履。出诊肩舆历视唯谨，不问能报否，率与善药。其子、侄、甥、婿与弟子从仲正为医者甚多，人辄曰是葛君所传也，争相致之。

葛仲正卒后葬长洲县武丘乡桐泾。有子复、泰，孙旭、继，世其业。

(2) 相传绵延八百年——郑氏妇科

自宋代以来，昆山郑氏妇科已相传二十九世，香火绵延八百年，堪与上海青浦何氏二十九世医相媲美，成为中外医学史上罕见的奇迹。

昆山郑氏祖籍河南开封，为周宣王弟友郑桓公后裔。宋建炎三年(1129)郑忆年率百余口随高宗南渡，定居昆山，遂占昆山籍，是为迁昆始祖。郑忆年五世孙郑公显得其妻之外祖父薛将仕所传医术，专精女科，得能世传。

薛将仕，名辛，号古愚，昆山人。精于医术，尤擅女科，治多良效，名闻遐迩，人称薛医产家。因无子嗣，传医术于女婿钱氏，钱氏复传医术于女婿郑公显，郑氏遂世业女科。薛将仕为郑氏女科世医之始祖。后裔累世，代代相承，足可称吴中著名世医之家。其医学经验，经整理成医著的有《女科万金方》、《薛氏产女科真传要旨》等传世。这些医著医方，郑氏后人视若传家至宝，秘不示人，代代手抄相传。并不断增益，修改整理，每次镌版仍钤印“宋薛将仕撰”字样，以遵先祖之礼。

郑氏世家，以医为家业，历代相传，无有间息，迄今八百余年历史。其裔孙有的因儒学交辉得就功名；有的以医官行世受宠朝廷；更多的是克承世业，隐于医而名于世者。

如七世孙郑壬，精医术，名大著，明洪武正统年间荐征为太医院医士。

八世孙郑文康，明正统十三年进士，名儒名医。

十一世孙郑宗儒，明中叶太医院院判。郑云，任太医院医士。

十二世孙郑若皋，任太医院吏目。

十四世孙郑玉玲，明末太医院医士。

十五世孙郑之郊，明太医院御医。

其中以医术传承家业，文字记述较多的是儒医郑文康。

郑文康，字时义，号介庵，明永乐成化年间人。少攻儒业，正统三年，二十七岁时，中试举人。再十年登正统十三年进士榜（三甲五十六名）授官观政大理寺，尚未满月即乞归养亲。未抵家而父亡，四年后母又病卒。郑文康悲恸十分，数年成疾，遂不复仕进。郑文康身长伟躯，目光炯炯。日取群经子史披阅，无书不览，虽病不少休。筑书院于家庙旁，开门授徒讲学。秋霜春露，常偕同乡里名士耆老寻访郊外断碑荒冢，多有搜述。擅诗文，数千言操觚立就，有《平桥稿》、《介庵杂编》、《平桥漫录》等诗文集。

郑文康在攻研儒学同时，又继承世传女科医术。品剂草木，药香常达户外，每年经其诊治而愈者，不可胜数。

在苏州沧浪亭五百名贤祠碑刻中有文康公像。铭曰：谈忠论孝，菲史枕经，平桥遗集，濬发性灵。

十五世孙郑之郊，字宋孟，号心苿，明末清初人。博学多识，尤精医术，匕匙所投，无不立效。因此，医名满天下。南至闽浙，北达齐鲁燕赵，以及辽蓟，皆来延聘，终岁无停撤。

明天启四年，征授太医院吏目，疗疾多奇效，不久晋升为御医。

曾有阉魁魏忠贤有疾招诊，之郊乃大义凛然，称疾不赴，旋即辞职归乡。曾修祖墓，重建薛将仕祠。

十六世孙郑伯昌，字倩文，号缵苿，明末清初人，之郊长子。好古力学，少时游学杭州，补庠生。学使洪承畴以高才目之。其后，被荐应贤良方正，力辞之。既不仕进，唯以医术行世。虽医技颇高，刀圭所及多奇中，然遇一病仍必细细商度研究。常道：从医者，关系到病人之生死，岂可不谨慎。因此业益精，远近求医者如赴市。他对贫民及荒村僻壤来邀诊者，即予出诊，还对贫困者给予资助。故贫病患者，视其若父母。而富家大户来延请，则未必能马上即到。他为人敦本务义，遵祖爱亲。乙酉年适世变，其叔郑之祁殉难时，郑伯昌正避难于太仓直塘，他闻讯后，冒着战火入城收殓其叔遗骸，并抚养其叔遗孤堂妹至出嫁。崇祯十四年，岁大荒，经其倡议城内多设粥厂济贫，以仁心笃伦纪，以仁术抉衰病，以仁言教子弟。然又耻以善自居，辞谢举乡饮大宾。他独立重建家祠和家兴。居恒耽思典籍，搜罗编校先生遗书，寒暑不辍，著有《学圃集》六卷。康熙四年冬，偶发痰疾，竟于十一月二十日端坐而逝，终年七十四岁。

郑氏女科二十八世传至郑绍先(1920—)。郑绍先少承家学，研习《女科万金方》等祖传医著，深得奥旨。1935 年入苏州国医专科学校学习。他行医六十余年,为全国首批继承学术经验的五百位老中医专家之一,江苏省名老中医。在从医生涯中,他精研中医理论,潜心探幽索隐,深得祖传医术及秘方要旨。又融合现代医学知识,有丰富的临床经验,成功地走出了一条既有继承又有发展,别具一格的郑氏妇科新路。

20世纪六七十年代以来,郑绍先对子宫肌瘤、卵巢囊肿、盆腔肿块、青春期功血等许多妇科疾病,进行了长期的探索和实践,攻克了一个又一个难题,学识颇丰,学术造诣亦高。

传人郑天如,为二十九世孙,续为学术继承人,世承祖业,发扬光大。

(3)“中吴卢扁”——韩氏世医

久负盛名的还有吴中韩氏世医。韩氏先祖韩琦原籍河南安阳,元代时迁居苏州乐桥。韩琦是宋朝天圣间进士,历官陕西经略安抚招讨使,与范仲淹同名于时。边人有谣曰:军中有一韩,西贼闻之心胆寒;军中有一范,西贼闻之惊破胆。朝廷倚以为重。英宗即位,拜右仆射,封魏国公,卒后谥忠献。其家以售药为业。宋时严禁私家市药,独韩家因国公名,仍得售药,当时谓之“韩府药局”。由此,后代俱以业医面世。以医名于世的韩凝幼禀家学,精于医术。张士诚据吴时,欲收引士类,韩凝隐居不出,号“中吴卢扁”。韩氏家中藏有元代医家罗天益的《卫生宝鉴》善本,韩凝补其缺略,正其讹误,后由其子韩夷刊行。韩凝弟韩冲,亦有医名。韩凝子奕、夷俱世其医业。

韩奕,字公望,号蒙斋。少因目疾,巫得蒙卦,知目不可疗,遂匾其室曰“蒙斋”。入明之后,绝意仕进,博学工诗,继父业，大精医术，与名医王宾友善。他与王宾、王履三人被称为吴中三高士，盛名于时。

韩奕端重简默，虽居闹市而乐于遨游，放浪山水之间。褐衣芒履，一童相随。往来山僧野客，家常累月不归。或时藉草而坐，傲吟长啸，人莫测其意，欣然古风。

明建文初年，郡守姚善闻其名，欲造访之，终不相见。韩奕作寿藏于支硎山下，王宾曾为之记。韩奕精于本草及饮食烹制，著有《易牙遗意》二卷。今存见《夷门广牍》、《韩山人集》刊本。姚广孝序其诗曰：公望为人端雅纯正，读书穷理，诸子百家，靡不博究。虽居市廛，如处山壑。

韩奕子韩有、孙韩充，俱世医业。

韩夷，亦名彝，字公达。韩夷少小失母，其父韩凝命韩奕育为后，故名贻孙。明洪武年间为府学正科，永乐年间官承德郎。由堂兄韩奭荐举为御医，后陛太医院院判。一日，明成祖患腹痛，韩彝奏曰，须用雷丸、大黄、木香等峻猛之剂。服之果下虫六十二条。盖韩彝知道皇上嗜食水芹，容易生虫，积久乃成此病。明成祖病愈后，赐裘马等物，以后欲再予隆赏韩彝，报上韩奭之子韩传。韩传则初授为南�卫军，后又被授为御医。韩奕病卒时，韩彝陈情，得假归葬，仍给葬费。明永乐十一年(1413)韩彝随驾北巡归来后，病不能朝，上命中贵视病，既殁，悼叹赐葬，祭视三品。韩彝之子韩布，传其术，世其业。

韩奭，字公茂，韩冲之子。禀学于堂兄奕。明永乐初年，任燕府良医正。从明成祖征战，后擢院判，升院使。上问其有弟否，答以有弟贻孙，尝师事臣。召授彝为御医。赐第致和街，寻陛院判。奭肩随彝，上命并行，超陛奭为院使。当时韩奭医术可与名医戴元礼相埒。其子韩传，孙韩来鹤，俱精医术。后随驾北巡，永乐九年(1411)，归京卒，三品钦葬。

韩来鹤，名籍琬，康熙年间人。少攻举业，有声乡校，诗书文章皆精诣有法，屡试不举。来鹤以其读书余间，通其家学，著《伤寒意珠篇》二卷，阐发仲景之书。刑部尚书昆山徐乾学，因其家系世医，学有渊源，盛赞其术。

韩克缵，名襄，韩奕子，精医术，与吴中名人祝枝山、文徵明友善。

韩氏世家，学有渊源，十数人四传其业，皆精医术。既出朝廷名臣，又一族三人以御医供奉太医院，诚吴中显赫望族。

(4) 常熟裴麦粉——裴氏儿科

常熟裴氏儿科传承亦远。先祖裴昌原自浙江海盐迁常熟赤沙塘(后改支塘)。裴昌原为太医院医官，至裴蕙芳已传十世。裴氏在治儿科疾病时因小儿不便饮药，乃炒麦磨粉，择相宜药品，拌匀与之，多有奇效，人遂呼为“裴麦粉”，远近闻其名，背负手携，日以百计，遇贫困人辄施药饵。裴家桥儿科由此闻名。

裴应钟，字菊村，是蕙芳子。少即聪敏，自束发受书，辄通大义，学力益进。年方弱冠，即不愿就举子业。喜神农之学，爱扁鹊之书，有志习医，存心济世。于是潜心研习，兀兀穷年。《灵枢》、《素问》之奥，仲景之秘无所不窥。五脏九窍之微，四气六淫之变，无所不察。不数年学成问世。每为人治病，切脉望色，听声写形，洞见症结，决生死亦多有验。尤擅儿科，即使沉痼阽危，一经救疗，莫不应手立愈。于是声誉日隆，远近争延致之,一时皆以为今生和缓也(春秋时名医有医和与医缓)。家传幼科二十四秘方中有茯神丸、肥儿丸、加肥丸、追虫丸等,专治小儿疳积、蛔虫、便泄、腹痛等症。后皆经裴应钟加减定方,最有神效。为适应小儿服用,研为药末,不制成丸。凡农村小儿去诊视者,皆嘱调以麦粉,加以食糖,更易小儿服食,且不留一渣一滓,药力较大,祛病更速,病家莫不称便,呼之为“麦粉散”,乡民老农至今犹能道之一二。裴应钟秀硕无须,性刚倔强。凡官宦士绅求治者,非兼金不应。而劳苦贫困不能措药者,乐为诊治,给以丸散,更周給之。四乡襁负而至,摩肩接踵,殆无虚日。其住宅临河,筑有水码头,每日晨,农船蚁集,自朝至暮,天未明即开始应诊,中午亦无稍暇进餐,只能退之屏门后立而食之。至四乡出诊,或有农人拦舆求治,田头河畔,都给切脉开方。深夜叩门,即酷暑严寒,应诊给药,亦无怨言。出诊回家,常已是黄昏夜深。晚餐毕,静坐一室常将日间所处方案逐一研讨,疑难重症,则反复深思。若有一味不妥,深夜亦必遣人前往,务令安全有效。中年后体力渐衰,而病家愈集,不能稍卸仔肩。光绪十三年秋日,赴乡应诊,于路旁如厕,寒气侵袭肠道,患赤白痢下,经多方疗治,莫挽沉疴。为治人病而已病,救人死而已死,年仅五十三岁。有子裴瑾怀,孙裴雁宾,世其医业。

裴雁宾,名鸿,已传十四世。雁宾承家学,亦以攻儿科驰名,且博采众长。治热病、杂症,独具匠心,论病处方,多宗叶桂。诊视杂病,辨证遣药,功力独到。治小儿肺闭症,常用牛黄夺命散。遇慢惊风,多以椒附汤。有汪某者病痰饮,胃败脾绝,二便不通,并见爪青风动,神散妄笑等危象。裴雁宾首用回阳救逆，祛寒导滞，再以竣剂逐饮，继进温化风痰，后用益气养胃，终于获痊。裴雁宾有及门弟子三十余人，长子俊文，也传其衣钵，为十五世传人。

(5) 白塔港世医——闵氏伤科

吴门医派的伤科中，闵氏占有一席之地，他与葛氏（葛云彬）、楚氏（楚纫佩）三分天下。

闵氏先祖世居昆山新阳白塔港村（今昆山玉山镇白塔村），祖上务农为生。迨至清嘉庆年间，闵籍以医名世，是为闵氏伤科始祖。

闵籍，字坚亭（1801—1874），从小喜好习武，经年苦练，益精武艺，又悉心研究治伤术。一度在帮助官府收埋暴露尸骨时，有心探研，对人体骨节部位熟视详明。由于有家传治伤秘方，故而治伤技术越来越高。后来又与一山东高僧结成莫逆之交，受到高僧指点，传授点穴术，赠以治伤秘方，对闵籍看病治伤大有裨益。不久开始专业伤科，就医者应手辄愈，名噪苏沪之间，世传“白塔港伤科”。

闵籍晚年得子，乃传医技于长女闵姊，再由闵姊传弟思启。

闵姊得父传授，随父襄诊，医技日进。后嫁苏州思婆巷殷氏，即在殷宅悬壶应诊，治伤每获良效。一次，有从树上跌落致尾部脊椎脱位而求医者，闵姊看过病人，嘱两人将病人左右扶坐长凳上，自己由屋外快步进入，一脚猛踢脱位处。就此立竿见影，病人担架而来，立行而归，见者无不叹为绝技。闵姊有子企范、仲良，侄震贤均传其术。

思启，由父传姊授，在白塔港老宅承父业行医，由于精于武术，尤其擅长柳枝接骨秘技，医名因之卓著，病者常常盈门，名播江浙一带。光绪十年(1884)青浦金泽镇适受风暴成灾，倒塌房屋不计其数，居民断肢碎骨数以百计。青浦知县延请思启前往救治，多能应手奏效。县令欲厚酬之，思启以风灾被害惨酷，坚辞不受，乡民无不称颂其大医美德。

光绪二十五年(1899)思启举家迁居苏州，在娄门内仓街八十九号开业应诊。

思启性格慷慨尚义，常救济贫困者，虽然每以收入万金，散尽并无难色。遇到求治者因斗殴而致伤者，必然正言厉色，予以斥责。收费时则一文不能少，以示惩戒。思启卒年六十一岁。子三，万青、采臣、蕴石，俱继其业。

思启长子万青，自幼从父学医并随父迁居苏州设诊行医。后迁上海白克路(今凤林路)永年里 479 号设伤科诊所发展业务，惜英年早逝。以侄廉伯(采臣长子)为嗣子。廉伯从父学医，父病逝后接替应诊，不幸又患上肺结核亡故，年仅二十三岁。

采臣，随父迁居苏州，民国初返回昆山行医。采臣能灵活应用祖传治伤绝技和秘方伤膏药医治跌打损伤，骨折脱骱，扭腰伤筋，疗效卓著，各地求治者接踵而至。1929 年与同邑名医戴铁凡等一起赴沪出席“全国医药团体代表大会”，抗议当局政府“废止旧医”案。平时热心社会公益事业，深得人们赞赏。采臣雅好昆曲，亦昆剧名票，擅长丑角。1937 年 11 月，日本飞机轰炸昆山县城，南街闵宅被弹击中。采臣被倒塌的房屋压伤一足，急赴苏州胞弟蕴石处医治，避难于吴县光福，翌年春赴沪养病，次年病故。他生有五子均继伤科祖业。其四子幼逵之子闵华，现在昆山市中医院骨伤科任主任，诊务隆盛，享誉一方。

蕴石，随父迁居苏州后，在苏应诊。临症运用祖传医技和秘方伤药，疗效显著，诊务繁忙，享誉苏城。子石生继其业。1956 年参加临顿路联诊工作，一度下放到吴江县黎里卫生院，1980 年返平江区人民医院开展伤科业务，1987 年退休。石生子大权、大联，承继父业，从事骨伤科临床医疗工作。

(6) 阊门西街——金氏儿科

阊门西街金氏儿科也是称著于世的儿科世家，在苏州几乎妇孺皆知，“小儿有病，到西街去看”在老百姓中广为传颂。

金氏高祖金孝文在清咸丰年间(1862)因避战乱从安徽徽州迁居苏州，在阊门西街悬壶，重振家业。

孝文子耀文传承其业，诊务繁忙，名噪苏州，是金氏儿科中较有成就的一代。当时西街一带开业的医生比较集中，如内科曹沧洲、叶孝维也设诊西街。但门诊量最大的当属金氏儿科。金氏诊所病人接踵而至，一时车马络绎，充塞街坊。金耀文与曹沧洲性情相悦，敦厚诚笃，成为莫逆之交。曹沧洲奉诏入京为慈禧看病，金耀文为之饯行，待曹沧洲告归故里时，耀文已成故人，沧洲不禁悲恸万分，并隆重祭奠。

民间曾有一个传说，西街附近有一座神仙庙，神仙吕纯阳看到西街金家如此兴旺，想去探个究竟。一天，吕纯阳抱了一个小孩去，找金耀文看病。金耀文按脉诊视后，一语不发在处方上写下“非仙即妖”四字，一语道破。吕纯阳十分高兴，在金耀文身上一捋，其须发即刻变成一半白一半黑，成为耀文特征。俗传小儿生病到金家门槛上坐坐也会好的。金耀文曾被列为“江苏晚清名医”之一。

耀文子浩文,浩文子昭文,都克传家业。在金氏诊室两旁挂有银杏水牌,本色黑字,刻写有“金孝文痧痘幼科”,“孝文孙耀文子金浩文痧痘幼科”,“耀文孙昭文弟金绍文痧痘幼科”字样。

金昭文则是建国前后名闻遐迩的一代名医。学术上具有典型的吴门温病学派特点。针对小儿起病迅捷、禀赋稚嫩的特点,用药轻清,药味精练,就效价而言则是简便廉验,往往一帖药仅是一角几分而已。当时苏州人有“城外程文卿(程文卿是名医黄一峰的老师)城内金昭文”的赞誉。建国后,北京筹建中国中医研究院,征召各地名医。金昭文与名医钱伯煊、葛云彬于 1955 年奉调进京,金昭文被聘为卫生部中医研究院中医药研究委员会委员,兼任附属西苑医院小儿科主任。两年后罹患疾病,回苏治病休养。

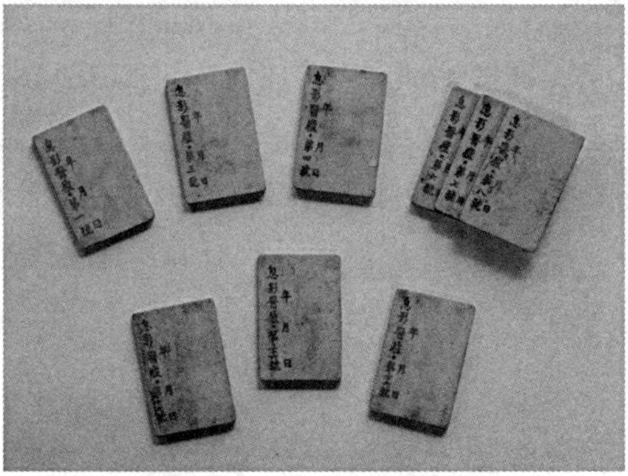

钱伯煊开诊时用的象牙号牌

金绍文，昭文胞弟，承传医业。从私人开业医生到成立联合诊所，兄弟二人一起创业。昭文入京后，绍文担纲诊所业务，门诊量达到一天一百多号，使诊所的业务蒸蒸日上。后来诊所又扩大发展，由几个联诊合并成立了金阊区人民医院。金绍文工作兢兢业业，享誉苏州，他是江苏省首批名老中医之一。尽管他在“文革”中备受冲击，但仍一如既往，心怀中医事业，并以政协委员身份参政议政，为中医药事业呼吁提案，为搞好中药材的规范与管理作出了贡献。

金绍文在儿科临床中就小儿科常见的腹泻、麻疹、哮喘、疳积等病均有药到病除的疗效。他研制的“羚珠镇痉散”作为新药生产，有较好的疗效和推广应用的价值。

金昭文子金士喜，绍文子金士璋以及六代传人金传湘现都在中医临床上尽心尽责，治病救人。其中五代传人金士璋，中学毕业后即师从苏州名医吴怀棠学习中医，后随黄一峰侍诊。他长期从事临床医疗工作，有丰富的诊治经验，对中医学的研究也有较高造诣。即使在“文革”期间他仍热衷于学习中草药知识，在苏州首先推广应用连钱草(金钱草)治疗胆结石，用蜀羊泉(石英)、木莲(鬼馒头)治疗肿瘤，以及将紫珠草用于治疗上消化道出血等病症，都获得一定疗效。金士璋医术高超，在病人中享有盛誉，也得到了政府的多种嘉奖，曾被评为省名中医，省卫生系统先进工作者，并多次立功受奖。现虽已退休，但仍在临床发挥余热，弘扬中医。

(7) 小日晖桥一根针——尤氏针灸

药石针砭是中医的治病手段，中医出现分科后，针灸自成体系。1972年,美国总统尼克松访华时,就是中医的一根银针解决了随行记者的病痛从此打开了中医走向世界的大门。洋人们从针灸开始认识中医,迄今已形成了方兴未艾的世界中医热。

针灸是能与内科、外科鼎足天下的中医专科,民间对针灸治病又有一种亲近感。苏州的老年人大多能记得苏州小日晖桥九氏针灸的盛事。

胥门外“小日晖桥一根针”由来已久。始祖九松泉(1847—1911),吴县西华(今镇湖)官山人。十三岁时师从外祖父许竹峰,深得师授,不久悬壶问世。光绪六年(1880)迁居苏州胥门外小日晖桥二十六号,定居开业。松泉精于针灸,对疯痨臌膈(内科四大顽症)、文武痴癫、妇女经带及疑难杂症均有丰富的临床经验,往往手到病除,一时诊务繁忙,名噪苏城。

清光绪三十三年(1907)吴县县令金元烺患病,因仰慕九松泉医名,拟请诊治,而误请了另一尤姓者。数诊之后,病不见减,后知非松泉本人。待请得九松泉诊之,数针之后,霍然而愈。金元烺由此想到百姓如果误请庸医,不啻混淆视听,且耗财伤身,遂出示晓谕,以明真伪。告示署有“赏戴花翎,卓异加三级,候补直隶州知州,即补吴县正堂金示”字样。正文“为晓谕事照得,针科系古方法,若能揣摩成熟,按日按时施针,定能手到病除。今有苏州九松泉医士,在胥门外小日晖桥弄悬壶应诊,远近皆知,为吴中针科独步。近有尤少峰者,在附近冒名捏医,贻误病者,实属非是。今晓谕尔等就医,必须认明九松泉本人,年已六旬。而尤少峰,年仅三十,一望即知,希勿自误,切切此示,宜各懔遵。光绪三十三年十二月二十四日立”。此告示用宣纸书写装裱后,悬挂于九宅二门,一时传为佳话。

松泉宅心仁慈，念及同道，数天后即将告示深藏箱箧。此举被金元烺得知，经报请苏州府后，将告示勒石并砌于尢氏大门内墙。此碑落成，轰动苏城，一时“尢松泉针灸石碑”家喻户晓。松泉因为碑石无法掩藏，没过几天就用铁槌敲去碑面上“尤少峰”几字，以明初衷。

近百年来，尢氏针灸世代相传，以松泉仁心仁术为镜鉴，视告示石碑为传家之宝，教育子孙门人。然而在“文革”浩劫之中，告示原件不知去向，石碑碑文被毁。到1993年秋苏州城区地块改造时，尢氏故居被拆除，石碑不知所终。

尢氏针灸久负盛名，但松泉对针术精益求精，治活者众，被百姓传为“针仙”。

有祁陶甫者，年二十，得伤寒后转成痨瘵，病体难复，诸医束手，经松泉针治旬日而愈。

有一浒墅关席商张培之，曾设肆于苏州阊门外吊桥堍。光绪年间患伤寒症，噤口不言，医药罔效。在危绝中邀松泉往诊。松泉视病后曰，此病若能开口即愈。但因诊治过迟，须三针方能开口。如再迟二小时，将不可救药矣。松泉下针至第三针时，病人张口呼痛而口开，不数日病即痊愈。

清光绪年间，有一富绅，虽眠食如常，忽一日失音，百药罔效。后经医生断为“此有疾，结在肺管，阻其音，非药力所能化”，嘱病家邀松泉针治。松泉针取“肺俞”一穴，少顷病者猛嗽一声，吐出稠痰而愈。

宣统三年(1911)夏疫疠流行，松泉虽年逾花甲，犹悉心研究针治时疫之法，并取得成效。一日松泉出诊盘门外巴里村，针治一患时疫的老妇，不幸被染，翌日即一病不起，终年六十四岁。

松泉有四个儿子：少泉、筱泉、绶泉、圭泉，先后继承父业，尢氏针灸以致名闻遐迩。筱泉、绶泉、圭泉都因健康原因中年早逝。少泉及其子皞民作为长子长孙负起了继承家业的重任。但少泉去世时，皞民仅十二岁。祖父松泉以花甲之年收孙为徒隔代亲授。皞民因家学渊源，自己又勤奋钻研，并经父叔辈指点，针术日进，不久即脱颖而出，诊务日隆，门庭若市。十六岁时就有“小先生”之称呼。

尢氏针灸传至皞民已属第三代。在叔、父相继离世的情况下，尢氏针灸传人仅皞民一人。他不辱祖训，苦下功夫，积累临床经验，探索历代各家针灸之术，医道技法渐臻完善。他的针术既继承于祖父，又有创新开拓，形成了自己的针灸特点。他讲究“子午流注针术”，选穴严谨；强调辨证论治，认为中医治病，原则要坚定，方法要灵活，根据疾病的不同情况和病人的不同体质采用相应的手法。他主张针灸医生以针灸为主，药物只可偶然辅之。他治疗的病种有中风、痿痹、癫狂、经带、肠胃、咳喘、经筋肌肉酸痛等，对癫狂、经带等尤有独到之处。他善于研究一些疑难怪病的针灸治疗方法。

皞民施行针灸时以针与灸并重。他进针的手法是以左手中指重压穴位，右手指持针，以极小幅度捻转进针，指力柔中有刚，故进针时无痛感，捻转角度既小且慢。他的手法具有少、浅、轻、慢的特点，形成了吴门针灸流派特色。

如遇有寒湿痹痛者，他就留针于穴，用艾绒如红枣大小，捻在针柄上点燃，作温针灸，一般一壮即起针。如针头面部穴位与诊治精神病患者时,都用温针法。凡遇风湿痹痛、流火等病,常用粗毫针点刺穴位,再加火罐吸拔,以活血祛邪,通经化瘀。

皞民注重针灸的开穴法。在循经取穴时,必先取主穴,然后取他穴。如心胸不舒的病人,必先取“内关”穴,头面病必先取“合谷”穴,偏头痛必先取“后溪”穴等。把握好开穴法,则针灸治病的效果就会更好。

皞民致力于针灸之业,打破了“传子不传婿”的戒规,除传授子、女、媳、婿外,还培养了十余名门人。

皞民承传家业一如先祖,极重医德。对待病家无论富贵贫贱,一视同仁。他收费低廉,对穷苦病人常免费舍诊。有一次一个乞丐前来求治,他蓬头垢面,鹑衣百结,一身臭味。皞民亲自为他解开衣服,悉心治疗,不但不收他一文钱,还请他吃饭,送他钞票。“善人”的名声就此传开了。他行医四十多年,以高尚的医德、高超的医术为人称道。他常常警示后人“无医德有医术是市侩,有医德无医术是庸医,二者俱备方为良医,二者俱无实为小人”。他还告诫子女“以医敛财必败,甚至祸及子孙”。

因此“小日晖桥一根针”名满苏城,与“大日晖桥一把刀”的中医外科名医陈明善遥相呼应,称道于世。

建国后,皞民与名医曹鸣皋等筹备苏州市中医协会,并向市政府申请以自己的诊所作为苏州市卫生局第二十五特约免费门诊所,为贫困百姓免费治病。后又与外科陈明善一起筹建泰让桥联合诊所,放弃优厚收入,带领全家参加,走集体化道路,开创中医界新风。

不久,皞民终因积劳成疾突发中风之症,但他稍有好转就带病上班应诊。1959 年 2 月，皞民再次中风而不治，享年六十一岁。皞民逝世后，他的子女共撰挽联一副以志行义：

一代名医，生于忧患，死于安乐；

四世家传，创业维艰，得党乃昌。

笔者曾对尢姓右上角没有一点，望文生疑。后由尢氏传人怀琛先生，道出了其中原委。尢氏祖籍福建，本姓沈，曾有宗祠称“世德堂”。沈氏在当地为官时被奸佞陷害，遭朝廷缉捕，沈氏被迫携带眷属出逃，无奈中易姓改名。把“沈”姓去掉“水”旁，把“冖”横拉平，变成姓“尢”。迁徙辗转之间，尢氏宗族在吴兴、无锡、吴县、上海等地留下了后裔。曾祖尢松泉在1847 年出生于吴县西华(今镇湖)寺桥头尢家墙门，光绪六年(1880)迁居苏州。今天镇湖虽有尢氏族人，但由于百家姓上只有“尤”姓，因此都姓了有点的“尤”了。

第四代传人怀玉、怀琛、怀瑚、怀琦、怀珍、怀玢以及大多婿媳都承家业，从事针灸临床，这是尢氏针灸兴盛的一代。尤其是怀玉，他努力将世传针术水平推向了新的高峰。

怀玉十四岁即从父皞民学习针灸，十八岁(1941)悬壶行医。解放后，为发扬祖国医学遗产，作为针灸科主任担纲起苏州市中医院初建时期针灸专科的大梁。

怀玉讲究“子午流注”针法，谨慎选穴，注重手法。他认为针灸对人体能起到调节作用，补其不足，泻其有余。因此可以治疗很多疾病，如支气管炎、消化道功能紊乱、痢疾、精神病等。有些危重病症如单纯性阑尾炎、中毒性菌痢等，用针灸治疗也有很好的疗效。但针灸最显著的效果是止痛，所以能在民间广为流传。

1964年，怀玉受国家委派赴蒙古人民共和国任针灸专家。1976年，任南京中医学院国际针灸班讲师。

怀玉通过用心研究和临床积累，发明了许多推陈出新的针灸手法。他曾受有关方面指派，向苏州针灸名家殷铁珊学习针法，他打破门户之见，不耻下问，融会贯通，吸收充实，颇有所得，丰富了苏州针灸学术流派的内容。他认为针灸治疗方法，既有治“标”的效果，又有治“本”的作用。针灸中有两个关键问题：一要辨证正确，取穴得当。选穴时发挥中医“异病同治”与“同病异治”的法则，对某些穴位的针刺方法应根据具体情况有所变动，且以四肢“五输穴”为主，配合脏腑等穴。二要讲究针刺手法，即针刺的刺激量。包括即时刺激量和刺激总量两类。即时刺激量是指解决当时病痛的刺激量。总的刺激量是指解决疾病整个过程所需的刺激量。在一般情况下，即时刺激量一次用足，即刻会收到止痛的效应。但是病人表现多有正虚邪实的症状，应根据病人的正虚程度，祛邪不能太过，以免邪虽去而正不复，导致邪气复至的不良后果。当反复针刺后，其刺激量逐日增加，积聚到了可以达到消除病因病灶时，也就达到了“经脉畅通，阴阳平衡，气调而止，病痛自去”的效果。

现在，怀玉、怀琛等传人及其门人，发扬祖传秘要，医术精湛，在我市针灸界颇有声望。有的曾到坦桑尼亚、伊朗、马耳他、新加坡等国开展针灸医疗，传播中国人民的友谊。他们虽然已陆续进入退休年龄，但还都在门诊临床上开展并指导针灸治病与保健的新探索。

尢氏针灸的第五代有小姝、小鹤、小龙等，也都活跃在针灸临床上。他们从小耳濡目染父辈的针灸之术,受到治病救人的熏陶。从20世纪60年代起开始学习家传针灸技术,直到80年代正式从事针灸专业工作,与父辈们私人开业经历有所不同的是,尢氏第五代姐弟们在医院内有机会接触到更多的病种。这为他们继承前辈经验,扩展针灸治病适用范围,发展尢氏针灸创造了良好的条件。长江后浪推前浪,可喜的是已有尢氏第六代传人醉心于针灸之学,祝愿尢氏针灸在苏州这方土地上生生不息,发扬光大。

据《吴中名医录》所载吴中世医之家还有不少。例如:元代太仓名医郁德之,三世相传。元末明初吴县名医倪维德亦为世医之家。元末常熟名医陶植,也有三世传承。元代苏州名医陈世成,五世相传。明代太仓名医周祯,也是世传医业等等,在此不一一详加介绍了。

2. 苏州儒医

(1) 儒医概述

儒医,指读书人出身的医生。儒学之士,因为都读四书五经,博览经史子集,所以凭藉满腹经纶的学力,对子集中的医部的典籍亦在涉猎范围之内,因此文人熟稔医学者不少。

无论是失意仕途由儒转而习医的,或因父母疾病先儒后医的,或显于儒而隐于医的能儒能医者,当“知医成为儒者之事后”,儒医便成为文人追求的一种境界。后人也越来越认同“儒医”堪称是医林中的佼佼者,也就与医工医匠之类的时医有所区别对待了。正如明代宋濂所言:“是故医之良虽不必尽儒者,而儒者为医,吾知其必良也。”

有的名儒一旦行医后,是能称之为一代名医,但他们不以医名世。他们在医理、学识上的见解以及医疗实践的水准,比一般庸医要高明得多。他们虽然没有以医为业,但是他们的医学著述和对医学的贡献是可以称得上名医的。

从宋代起由于大儒通医的学风日盛,儒士习医成为一种时尚。历史上诸多饱学之士,学者文人亦能识医用药。因此,我们可以在一些传世的文学作品中见到医药内容的描述,如果仅仅从医学角度去理解,我们不得不佩服这些文人的医学水准之不同凡响。严格意义上这些作品的作者是不能称为儒医的,但他们都真实地从大学问家出发,研究过医学,是懂医的人。以儒通医,这是不容置疑的,至于他们有否行医经历,有待于有兴趣的研究者去考证。例如:

发愤读尽天下书的苏东坡,不但喜爱谈医而且对医学养生研求精深,与医家们交往甚多,他认为人世间无所谓长生不死之法,养生者不外乎“慎起居饮食,节声色犬马,能逸待劳而已”。在他谪居黄州时,当地流行瘟疫,他的一张“圣散子”秘方,救活了很多病人,他著述《东坡家藏方》。后人将他的《苏学士方》与沈括的《良方》合辑为《苏沈良方》十五卷,苏、沈两人皆不以医显名,但都通医理。

明代吴门才子唐伯虎,博学多才,风流倜傥,诗书画绝佳,也通岐黄之术。一次,他在参加好友祝枝山五十寿宴时,治好了祝枝山儿子小便癃闭的病,出手不凡,药到病除。

明末姑苏词人冯梦龙是一位杰出的小说家,毕生从事通俗文学的搜集整理和编纂工作,他编纂的《喻世明言》、《警世通言》、《醒世恒言》影响很大。同时,他又是一位对医药研究较多的人。他曾鉴定过唐昌胤的《辨证入药镜》一书,在中国医学史上也有笔墨。

吴中名士俞樾是一位颇有影响的经学家,他博通群经,善诗能词,重视戏曲小说的研究。在杭州讲学时,对《内经》文字多有精辟考据,著有《素问按语》四十八条,《内经辨言》一卷,《枕上三字诀》一卷等。

曹雪芹是一位伟大的文学家,一部《红楼梦》影响了中国数十代人,在中国文学史上占据重要地位。大凡读过《红楼梦》的人都会被他精深宏博的医药知识所折服。虽然迄今为止没有发现曹雪芹有何医学著作传世,同时也没有资料证明他有行医经历,但以他在《红楼梦》中的有关描写来看,曹雪芹在医学方面的造诣也具有相当水平。在《红楼梦》中涉及疾病与医学知识的描写多达三百多处,医学术语一百六十余条,病症一百一十四种,出现中药方剂四十五首,药物一百二十七种,提到的医生有十四人,并且记有完整的病历十三份,相关中医药文字达到六万字左右,这是一部丰富的中医药研究资料。因此,把曹雪芹视为清代的一位医生也不为过。《红楼梦》一书表现了文学与医学的完美结合。

清代著名文学家蒲松龄也是一位中医药科普工作者。他的短篇小说集《聊斋志异》一书,以神仙鬼怪来讽喻世人百态,并在中医药方面,发挥了极高的文学功力。如在《聊斋志异·梅女》一节中记录了一种高超的按摩术。蒲松龄还有行医的经历,能用近百种常用中药解决病者的痛苦。在《聊斋志异·草木传》一节中，以清肺汤治疗痰热喘嗽，用拟人化的手法，尤多引人入胜之笔。把十二味药组成一张完备的治喘良方，在文学家笔下勾画得惟妙惟肖，读来顺畅晓明，令人叹为观止。

宋元以后，儒医成为吴中医学的特征之一。儒以医显，医以儒贵，以儒通医成为一时遗风流传。如宋元时的葛乾孙，明初的王履、王宾，以及稍后的缪希雍、王执中，清代的王晋三、缪遵义、王丙、柳宝诒等，不胜枚举。下面专篇介绍薛生白、徐灵胎和章大炎三人。

(2) 风流倜傥的薛生白

薛生白，以字行，名雪，号一瓢。清康乾年间(1681—1770)吴县人。因为母亲年迈多病而究心医学。薛生白曾“两征鸿博不就”，一旦行医于世，医名与叶天士相比肩。

薛生白家居苏州南园俞家桥，其为人放诞风雅，命其居处为“扫叶庄”。庄内花竹林泉，环境优雅。其庄门首有“堪笑世人无拘盗，何妨自我作中医”，“九重天子垂请问，一榻先生卧白雪”楹联，可见其自命不凡之志。

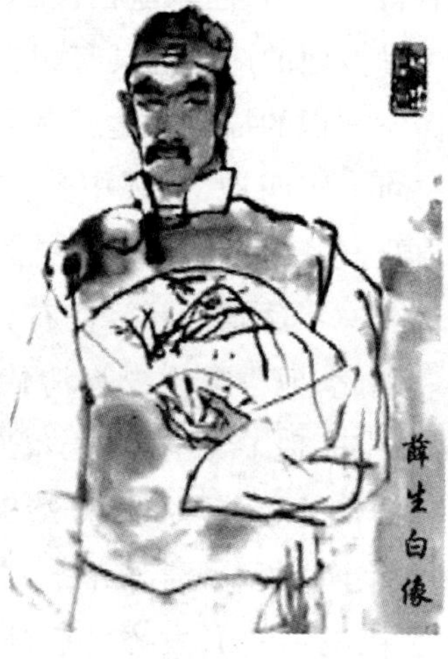

薛生白(1681—1770)

由于他淹贯经史，娴习古文，对中医学的经典古籍尤多精研。《素问》、《灵枢》、《难经》、《伤寒论》以及《金匮要略》等无不通晓，他深厚的学养水平，广引博采，触类旁通，因此对经典学说的理解多有独出抒见。

《医经原旨》六卷，是薛生白对《黄帝内经》的阐述发明之作。“鸡窗灯火，数更寒暑，彻底掀翻，重为删述”，发煌古义，融会新知，把医学经典重新辑集，保留精华，删除繁文，使内容更精练，更符合医学临床望、问、闻、切的实际应用。从《医经原旨》的著述中可以看出他的学术功底和实事求是的学术精神，以及对前人学说研习总结以后的发现、突破与创造。

《湿热论》一卷，是薛生白研究湿热病的经验之作。他认为“湿热之病，不独与伤寒不同，且与温病大异”。这是他在临床对湿热病治疗实践中总结出来的真知灼见，全卷“随所有得，随笔数行”，虽不满万字，但条分缕析，对指导临床十分实用真切。一段时间来，吴中医家案头都把薛生白的《湿热论》与叶天士的《温热论》视做姐妹篇，认为是治疗温热病的必读医书。

薛生白学识卓著，验之临床亦见效，他对中医望、问、闻、切的四诊方法运用自如。他说“望问闻切之四诊，而望诊合四诊之先，未有独凭一脉可以施病者”。所以在诊治疾病中，他又十分重视望诊。

袁枚是他交往密切的友人。《随园诗话》中曾记述袁枚亲眼见到薛生白治一张姓厨师之事。此人得狂易之疾，常见日光为雪，而且进食不多，腹中剧烈疼痛，诸药不效。薛生白向张某的脸上下看了一遍，说这是“冷痢”病，不必诊脉，可以用刮痧方法一刮而愈。病家就按照薛生白的吩咐，刮痧后果然出现有一巴掌大的黑瘢,病就此霍然而愈。

由于他的识见老到,所以断病如神。他曾经治疗过一个在苏州经商的福建人,当时福建商人病情已经到了十分危急的程度,求请薛生白去诊治。薛生白诊视后就明确说,这是不治之症。这时,商人借住客栈的主人说,既然是死生由命,但只求能延长他的日子,等他的儿子赶到后,我可以把经手的账目交待清楚,使我们不会有牵累。薛生白听后,沉思片刻说,那就试试吧。随即处方用药,等到服下药后,病人的情况真的有了好转,十三天后已经能坐起,等到他的儿子赶到后,薛生白私下对客栈的主人说,这个病人今天晚上就会死的。主人听了十分惊骇。薛生白说道,我当时只是答应你,想办法延长他的日子,并没有说能救治他呀。果然这个病人没过半夜就去世了。

一次,薛生白受袁枚约请为他的一个叫王小余的伙夫治病。王小余自得病后即一病不起,行将掩棺。这天待薛生白赶到,天色已经很晚了,就叫人燃烛诊视。薛看过以后笑了笑说,已经死了,但是我就喜欢与鬼神争战,今天或许能够得胜,让我一试。于是拿出了一粒药丸,让人用石菖蒲捣汁调和,叫身边的轿夫撬开病人的牙齿,把药汁灌入口中。当时王小余已经目闭气绝。药汁灌下后,只听到王小余喉中汩汩有声,似咽似吐。薛生白嘱咐,要有人好好的看护,到鸡鸣天亮时,病人会有起色的。果然到了鸡鸣时,王小余已能出声,于是再服了两次药,王小余的病就痊愈了。

袁枚多次亲眼看到他治病都有这样的神效,所以对他的医术极为推崇。薛生白对袁枚说:“我之医,如君之诗,纯以神行，所谓人在屋中，我来天外也。”

薛生白一生博学多才，但又虚心好学。在他八十四岁高龄时，还自己动手刊刻名医李念莪的《内经知要》一书。“余久遭老懒。自丙子(乾隆二十一年)岁后，竟作退院老僧，绝口不谈此道矣。一日，偶然忆及云间李念莪先生所辑诸书，唯《内经知要》比余向日所辑《医经原旨》尤觉近人。以其便得上下两卷，至简至要，方便时师之不及，用功于鸡声灯影者，亦可以稍有准则于其胸中矣。”由此可见其学以至老的治学精神。他慨乎流弊，亦曾无情地贬斥时俗，“古人爱才如命，其人稍有一长，即推崇赞叹，今人则唯恐一人出我之上，娼嫉挤排，不遗余力。虽有著作，视此心术，天将厌之，尚希垂后乎?”他自己就是这样疾恶扬善，身体力行的。

尽管薛生白有如此成功的医学成就，但他却“不屑以医自见”，仅是隐托于医。吴中名士沈归愚绝口称赞薛生白，将薛生白与明初吴中高士王宾(光庵)相比，“吾友薛子生白，游横山叶先生之门，自少已工于诗，既长托于医，得食以养，有司欲荐之出，不应。是生白隐居与光庵同，养亲与光庵同，能诗而以医自晦与光庵同。而工八法，解绘事，至驰骋于骑射刀鞘之间，又有能光庵之所不能者”。

薛生白堪与叶天士齐名，清人黄退庵说“二君皆聪明好学，论人工则薛不如叶，天分则叶不如薛”。后人亦有“叶为时医，薛为儒医”之说，如此评价，似为公允。

薛生白少年学诗于吴江叶燮，又工墨兰，善拳勇，诗文甚富。薛生白以医自晦，不求闻达，性情孤傲，“有公卿相约请，不轻易往赴”，友朋交往，风流倜傥。所交游者皆文坛名流，如沈归愚、袁枚之辈，诗酒流连，极一时之盛。

薛生白的诗文著作有《一瓢诗话》二卷，《一瓢斋诗存》六卷，《扫叶庄诗稿》，《吾以吾鸣集》等。

（3）名世鸿儒徐灵胎

徐灵胎（1693—1771）出身于文苑之家。曾祖徐韫奇博古好学，而积书数千卷。祖父徐釚也是名士学人，曾参加纂编《明史》。父亲徐养浩毕生攻读诗文。在如此家庭优裕、文字显达的环境中，自小聪颖的徐灵胎博览群书，精通儒学，对天文、历算、水利、兵法等学问都有研究。但因“家严见背，诸弟连摧”，家族中多人患病夭亡，于是他就家藏医书丰富的条件，刻苦研习医学，由此不屑于功名利禄，从而成为医学上很有成就的一位亦儒亦医的“名世鸿儒”。

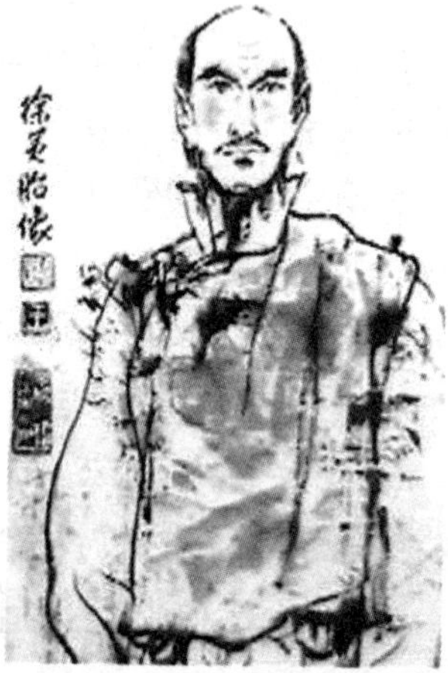

徐灵胎（1693—1771）

徐灵胎研究医学推崇汉唐本源，他说“逮晋唐以后，则支流愈分，徒讲乎医之术，而不讲乎医之道，则去圣远矣”，“一切道术，必有本源”，“未有目不睹汉唐以前诸书，徒记时尚之药数种而可为医”。他以理论研究精深见长，把文学、哲学等知识融会在医学之中。由于他的素养深厚，造就了医学造诣与文化修养的统一，是一位比较典型的儒医代表，在吴中医学史上与同时代的薛生白堪称儒医伯仲。

他接受“医为儒者之事”,“以不知医为耻”的风尚影响,认为“人之所系,莫大乎生死”,“医药为人命之所关”。他对时医中“唯记通治之方数首,药名数十种以治方病”的一些人鞭辟入里,故编著了《兰台轨范》八卷。取《金匮要略》、《伤寒论》、《千金方》和《外台秘要》等汉唐时期经典医籍的经义,取录诸方,试多有效,不悖理法方药,行医作风严谨。

叶天士是吴中医学史上温病学说的倡导者,徐灵胎是他的诤友。两人“生年相近,居地相邻”,徐灵胎年少叶天士二十六岁。徐灵胎曾花了较大功夫评批叶天士的《临证指南医案》。其文字犀利,语言率真,思路清晰,褒贬分明。

他赞赏叶天士“学有渊源,心思灵变”,“不失古人之法”,“案语和平切实,字字含玉真言”,评价较高,对叶氏的才学、医道十分服膺。

在治学上,徐灵胎是“伤寒派”,叶天士是“温病派”。由于学养不同,徐灵胎对叶天士的指责难免有过激偏颇之辞。如说“方不切病”,“此老议论有时极明确,而立方往往相犯”等语,但这恰恰反映了徐灵胎的学识。

徐灵胎也有很多对叶天士的倾慕相从之情,他曾记述道:“忆及初至郡中治病,是世喜用唐人方,先生见之诣人曰,有吴江秀才徐某在外治病,颇有心思,但药味甚杂,此乃无师传授之故。以后,先生得宋版《外台秘要》读之,复谓前人曰,我前谓徐生之方无本,谁知俱出《外台》,可知学问无穷,读书不可轻量也。先生服善如此,犹见古风”。

徐灵胎毕竟具备较高的理论水平,崇古尊经之中,对叶天士的评论又都中肯允当,如说“阅历既深,言皆老当”,所以能得到后世的推崇，阅者无不称服。

徐灵胎看到“从医之人，大概皆读书不就，商贾无资，不得已而为衣食之计”，其时，社会上也有一种把医学视为“下业”、“贱职”的看法。“医，小道也，精义也，重任也，贱工也。道小，则有志之士，有所不屑为；义精，则无识之徒，有所不能窥；任重，则托之者，必得伟人；工贱，则业之者，必无奇士。”（《医学源流论》自序）因此，徐灵胎虽然在医学上有很高的造诣，但仍十分强调自己的儒者身份，不愿意把自己当作职业医生，这就是他成为儒医的处世观念。

徐灵胎是一位饱学之士，所以对社会表示出极大的关注。这些情感都在他留下的道情中宣泄。道情是一种长短句文体，可以“自由自在地说话，随心随意地歌唱”（刘大杰）。在清代康乾年间，道情文风盛行，北有郑板桥，南有徐灵胎，一时是可称道。徐灵胎存世的三十九首道情远远超过了郑板桥的十首。且其涉及广泛，内容丰富，是文学史上道情作品中的佳构。“辞近旨远，最为雅俗共赏”。后人评论他“一生以医术救世，更以道情来挽救世道人心”（其孙徐培语）。

徐灵胎与吴中名医叶天士、薛生白、尤怡等都是同时代人。尤怡是他的契友，他们在交往中互相尊重，切磋学问。徐灵胎先后为尤怡所著撰的《金匮心典》与《医学读书志》两书作序。

在徐灵胎的友朋交往中，有朝官重臣，有名儒学人，皆一时名流。大学士袁枚亦为徐灵胎的好友，曾两次造访徐灵胎。徐氏曾为之治疗臂痛之症，“爹门延请，一见如故，欢谈竟日，并相赠丹药”。

徐灵胎在"六十自寿"道情中,道尽一生坎坷与失志。甚至家境一度困窘时,君子固穷,属守孝道,令人肃然起敬。

(4) 国学大师章太炎

客籍苏州的章太炎不仅是位国学大师,亦曾有医名于世。秦汉以下,历代医著,他都浏览殆遍,对中医学探绩研精,也给人治病,所拟药方,说理断病,有独到见解。他曾用"越婢加术汤"治愈过肠痈,用"四逆汤"治愈过霍乱。民国先驱孙中山为国呕心沥血,患了失眠症,章太炎用"礞石滚痰丸"治好了孙中山的顽疾。章太炎还曾为因"苏报"案投入狱中的革命家邹容切脉诊病,处方施药。

他曾经说过"我家三世皆知医"。章太炎在写读之余,多喜欢谈论中医药,并撰写有关医药方面的文稿,他对中医经典医著《伤寒论》更具卓识。他的有关医学论文、讲演文稿、论医书牍、医学考证以及医学文苑的诸多文字中,对《伤寒论》的论述文章占有相当多的篇幅,足见其对仲景服膺至诚,研究至深。

章太炎曾受聘于苏州、杭州的国医学校讲学,多以《伤寒论》及"评价金元四大家"的内容为题。他曾在山西、杭州、绍兴、上海等地的报刊上发表论文数十篇,可谓发前人之奥义,开后学之坦途。

他在上海寓居时,中医师陈存仁前往拜访,两人畅谈中医之事,滔滔不绝,竟终日无倦容。名医陆渊雷曾为文追忆,先生辄引与论医,竟日不倦,时聆精义妙理,则退而震惊,以为中医之发明家,前无古人。

章太炎对中医有高深的造诣。他说：中医药来自临床实践，信而有征，很合乎科学。

他与苏州耆宿李根源(号印泉)关系极好。某年，李老患脑疽，非常严重。章太炎便写信给印老的孙子，探问其疾病症状，讨论治疗方法，还推荐医生，赠送药剂。自当年的二月一日起至五月七日止这一段时间里，共发出亲笔信十三封，信中情词殷切，十分感人。印老脑疽愈后，将这些信函裱制成一卷册页，传为医林佳话。

章太炎晚年定居苏州，受聘为苏州国医学校名誉校长。一时游其门下者多为医林俊彦，如唐慎坊、王慎轩、陆渊雷、章次公、祝味菊、叶熙春等，又与范文虎、恽铁樵、余云岫、王一仁等多邮札往来。

章太炎与上海名医恽铁樵友善。1925年，他们在上海组织了“中医通函教授学社”，第一年创办就有中医通函学员二百五十名，最多时达到六百余人。章太炎编写的《杂病新论》、《霍乱论》、《伤寒论要义选刊》等作为授课教材。入学者遍及神州及南洋诸国，还有很多遥从者。有一段时间，恽铁樵来苏养病，寄寓章宅。恽铁樵逝世后，章太炎写了一副挽词：“千金方”不是奇书，更赴沧溟求启秘；“五石散”竟成末疾，尚怜《甲乙》未编经。语言恳切，引典老到，足见其医学功底之深厚。

曾有人问章太炎，先生的学问是经学第一，还是史学第一？他朗笑三声答道，实不相瞒，我是医学第一。

在上海中医药大学图书馆保存有章太炎的《手写古医方》一册，十分珍贵。其中有章太炎亲手从《外台秘要》、《苏沈良方》、《和剂局方》、《普济本事方》等古医籍中抄录下来的三百多个方子,并有亲手写下的按语,以及他的两篇未刊手稿《治鼠瘘方法》和《精神病治法》。从按语的文义来看,他所抄录的方子大部分在发表的医论中有过引用,这是一份了解章太炎医事活动的颇有价值的史料。

3. 吴门御医

(1) 御医概述

《史记·刺客列传》有"侍医夏且元"的记载。秦时的侍医即是后来所称的御医,这是关于御医的较早记载。御医供事太医院,一旦受到皇上的恩宠,荣华与富贵便接踵而来。但平日在宫内则诚惶诚恐地生活,还不时伴有凌辱及煎熬。

春秋时的文挚,因治齐王病无效,被活活鼎烹致死。扁鹊因受太医李醯妒嫉而被暗杀。淳于意因行医得罪权贵,被诬问罪。华佗因不愿侍奉曹操而被投入狱中,终至被杀。太医程延诊治魏帝病时认为本无病,只是吃枣过多,因而被杀。御医秦鹤鸣拟用刺头部出血法治高宗头风,武则天怒而欲将秦斩首。太医李玄伯,原被皇帝所宠信,因调丹剂,懿宗服后背部生疽,李玄伯及所有方士均被诛。同昌公主的死,懿宗认为是因韩宗治、康仲殷两医官用药无效,因此将他们投入监狱,并株连两家大小三百余口。宋代仁宗征诏单骧入京治病,无效,单被判罪,并株连了两个儿子。金海陵王完颜亮之子矧思阿不的死,归咎于太医谢友正及其乳母,故而均被问罪杀死。明恭肃贵妃万氏死后,曾为她诊治的太医均被捕问罪。清御医治皇族病，不愈或死，轻者令自裁，重者斩，至少入狱。清朝太医院调制药剂，一服由御医、院判与太监分尝，一服进呈，如稍有差错，则以“大不敬”论罪。所谓“大不敬”属“十恶”罪之一，与谋及、叛逆等同罪，因而必死无疑。

清末戊戌变法失败后，光绪被慈禧幽禁，忧郁成疾。青浦名医陈莲舫曾五次应召为光绪帝治病。陈莲舫入京后，先到太医院学习礼节，然后由太医院四名御医陪同，为光绪诊脉。当时慈禧太后坐上首，光绪皇帝坐下首。每班御医进诊，由内务大臣带领，行三拜九叩礼后，跪在光绪身旁，中隔一张茶几。光绪将手搁在茶几上，然后由太医院御医先诊左手，应召者先诊右手，然后左右调诊。病情可以细问，而舌苔只可略看。四班诊毕，即退至御药房赐膳。吃完御膳，主治者起草方药，御医们就此互相讨论。第一稿商定后，由太医院誊写三本分别呈交慈禧、光绪及隆裕皇后。看后如无异议，又誊写数本，发于六部九卿细核，然后才让光绪服药。从九月初二开始，每天如此。惟初一、月半停诊。

太医院的医官侍奉权贵，总是战战兢兢的，惟恐稍不留神出差错而被治死罪。在处方时为求得一致，常推一年长的医官为主医。凡用温凉攻补之剂，皆以年长医官手持钮珠某粒为信号，各个医官均视之为准，且所处之方，必精究出处，以免被批驳。

在这种状况下诊病的御医，精神紧张，倍受约束，如临深渊，如履薄冰，难以放手发挥，所以无法在学识上有所创新。

(2) 历代出自吴中的御医

世称吴中多名医。因此，被下令征诏或举荐入京，在朝廷内宫行医的御医很多;升迁太医院院判、院使的也不在少数。据初步统计,吴中进京的御医不下百数十人,仅明代御医就有七十多位,这是吴中医学的又一特点。

唐代周广,是吴中医学史上第一位有记载的御医。周广精妙于医,受望色秘诀于同郡名医纪朋,在谈笑间即知疾深浅。唐开元中,召至京师供职。有一宫人每日晨则笑歌啼号若狂疾,且足不能及地。周广诊视后曰:此必因饱食促力,复仆于地而然。饮以云母汤,令熟寐。寐觉失所苦。后问病人得病时的情况。宫人说:太华公主载诞三日,宫中大陈歌吹。此宫人主讴,欲其声清长,食豚蹄羹遂饱。当筵歌大曲,曲罢觉胸中甚愦。戏于砌台,乘高而下,未及半,复为后来者所激,因仆地,比苏即病,自是足不能及地。上惊异,礼敬之,欲授以官爵,固请还吴中。

盛寅,字启东,裔出宋文肃公度,由杭迁汴,再徙吴。其祖于元末迁居苏州平江路。历元到明,衣冠不乏。其父盛棣,字景华,尝游吴中,得异人异引法。盛寅少年时从吴门医派创始人王宾(仲光)学医,为戴原礼的再传弟子,尽得其学。永乐初,为府医学正科,因治内侍蛊症有奇效,得到明成祖赏识,召入便殿诊脉。寅奏上脉有风湿,帝然之,进药果效。授太医院御医。洪熙初年,掌握太医院事,赐敕褒嘉。

一日,盛寅入御药房,忽头痛昏眩欲绝,群臣束手,莫知何疾。敕募人疗治,有草泽医请见,投药一服,逡巡即愈。上奇之,召问所用方。对曰:盛寅空心入药室,卒中诸药之毒。能和诸药者,甘草也。用是为汤以进耳,非有他术。上诘寅,果未晨餐而入。乃厚劳其人。

仁宗在东宫时，有宫妃张氏，经期十月未至，众医皆谓有妊，寅独谓有血疾，当用利药。出言病状，妃遥闻之曰，医言甚多，有此人何不令早视我疾。及疏方，乃破血之剂，东宫怒不用。数日病益甚，令寅再视，疏方如前。东宫虑堕胎，械寅以待，是殆磔死。寅之被系阖门惶怖。既三日，服之血大下，病旋愈。红仗前导，赏赐甚厚。正统元年盛寅还乡，六年后卒，年六十七。盛寅以儒医际遇文皇(正统)，为太医院御医，宠眷隆极、莫与为比。曾有家祠在娄门外下塘，祀其宗英十人，名“十贤祠”。

盛寅为世医之家，一门数人御医任职太医院。

盛寅弟盛宏，字叔大，精于医术，与兄齐名，亦荐授太医院御医。

盛寅子盛僎，字汝能，承父业习医，勤学有行谊。

盛僎次子盛皑，字用美，幼承家学，又改儒学，早岁应举不遇，遂业医。术精湛，存心仁厚，士大夫皆礼重之。明成化初年，被征召入太医院，将擢用，以母老告归，行医乡里。子盛乾，亦善医术，有父风。

明吴县名医钱瑛祖孙三代亦均授御医。

钱瑛，字良玉，宋国医钱仲阳之后，钱宗道之子。世传小方脉(儿科)最精，相传已经有三百多年。明宣德年间，钱瑛被征召入太医院。

宁阳侯孙生九月，惊悸，数啼而汗，百方罔效。钱瑛后至，命坐儿于地，使掬水为戏，惊啼顿止。人问之，曰：时当季春，儿丰衣帷处，不离怀抱，热郁难泄。使近水则火邪杀，近土气而脏气平，不药自愈。

钱瑛有子恒、恺、悌、愃，恒子纯，皆世其业。钱恒授御医，弘治十八年进院判。钱纯字汝砺，仕为院判。

明昆山名医卢志，世代为御医。

卢志，字宗尹，号丹谷。家系世医，自曾祖卢佐以下，俱官太医院。卢志得家传，学有渊源，精《素问》、《灵枢》和《难经》诸经，淹通诸家之义，洞悉包络，治病历验不爽，为时所重。弘治中，应名医诏至京。途经徐沛间，遇一异人，短蓑敝笠，与卢志谈论运气主客，正对之法，大有会悟。卢志任职太医院判，供奉御药房，奉旨纂修本草。

当孝贞皇太后、昭圣皇后有疾，卢志诊视立愈。赐绣衣一袭，宫中呼为卢胡子。后授御医致仕，赐金绮三品服。正德年间，武宗南巡有病，召卢志诊视。卢志告诸大臣，言冬得夏脉，于法不治，果如其言。

卢志谈脉理，独明标本。年逾八十，衣冠皓伟，掀髯话生平治疾事，津津乐道。

明代吴县名医薛铠、薛己父子两人都为御医。

薛铠，字良武，素业儒，为郡学生。明弘治年间召为太医院医士。薛铠疗病必本五行生克，不按方施治，所著述甚多，编《保婴撮要》二十卷，足为后世法程。薛铠认为破伤风由脐带传染，可用烧断脐带方法预防。论乳下婴儿有疾，必调治其母，母病子病，母安子安。且云：小儿苦于服药，亦当令母服之，药从乳传，其效自捷，皆亦人所未发。后又赠授太医院院使。

薛己，字新甫，号立斋，性敏颖异，过目辄成诵，尤擅精方书，于医术无所不通。每为人治病，察色辨脉，变药立方，增除横出，优游容易，俟其自愈。不示功，不计程，期在必起，精绝于医者所不能及。

薛己由于父亲薛铠是当朝名医，闻名于时，又任职太医院，他承继医业后，先在正德时任太医院御医，继而擢院判，至嘉靖间进授太医院院使，通内、外、妇、儿、眼、齿、本草等科，尤精于疡科。主张治病务求其本原，提倡用补真阴真阳的方剂。在疡科方面，主张要明本末虚实，才能用药，对于疾病的记述和治法有一定的独创之处。他编辑和校刊医书较多，包括伤寒、针灸、妇产、外治、本草等科，流传较广。生平治验，散见于各书中，可谓广博。唯立法处方，偏于刚燥，其用古方，加减出入中有至理；执六味（丸）、八味（丸）以通治天下之病。

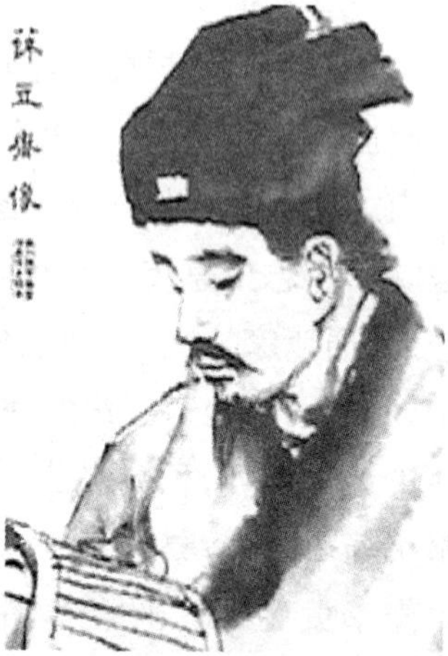

薛己（1486—1558）

明代长洲徐镇，少年即有医名，崇祯皇帝以马逸伤，诸尚药以非世业莫能治。召镇治之而奏效，授官至九列，以后又有子孙世以其术仕太医院。

又一长洲人刘观，字士宾，家世以医显。父刘毅，字彦敬，为燕府良医，事太祖于潜邸，侍太宗左右，后坐事镝戍没。刘观承祖业，精医术。永乐初，征召为太医院御医，赐居第，凡中外使者亲籓，公卿贵戚近臣，有疾多命往治。后升太医院院判，掌管太医院事，扈从北征，归卒。刘观子刘溥，克继其业，官太医院吏目。

元末明初昆山名医何顺中,一生任职太医院达四十年之久。自他的曾祖何子云而上七世,皆高科显官。先祖何塾,是宋端平二年(1235)进士,仕致朝散大夫。从何子云得岳丈刘国瑛的医术后,下传三世,至何顺中益精其术,故被征入太医院,王公贵人有招延者,必专敬乃往,若以势位临之,并能致也。然何顺中性嗜酒,靡日不饮,靡饮不醉,醉则喷嚏连十未已,至嚏,共知其醉。何顺中为客则不辞主,为主则不留客,颓然就榻,鼻息辄震惊人。年七十余,修眉长髯,颜如渥丹,其亦有道士欤。其家虽贫极,然谨于义利之辨。故饭恒不足,而独酒有余。其子何泽,颇有父风焉。有赞曰:耻机变而争巧,贱龙断以私登,揽诗酒而寄傲,操匕勺以擅能。此太医垣三朝之士,而宋进士五世之曾也。

(3) 徐灵胎

清代吴江名医徐灵胎曾两次奉召进京为皇室治病,成为乾隆年间一位著名的御医。

徐灵胎又名徐大椿,原名大业,字灵胎,晚号洄溪道人。

徐氏的祖上是宋代南渡时从江西迁到浙江嘉善魏塘的。至明代正统年间迁往吴江南麻村,再迁西蒙港。至徐灵胎的曾祖徐韫奇始迁居吴江县城的西门下塘。徐灵胎于清康熙三十二年(1693 年 5 月 15 日)出生于西门下塘之毓瑞堂。

乾隆二十六年(1761)春,天子闻其善医,召之,将授以官,辞免。乾隆三十六年(1771)冬再召,卒于京师,终年七十九岁。诏赐之金,赠儒林郎。

徐灵胎生有异禀,长身广颡,聪明过人。少年时从文,二十岁考中秀才。还习练武术，留心过水利，并且通音乐。他的学医动机最初是因为三个弟弟病卒，老父悲悼得疾，终年进药。正如他在《兰台轨范》一书自序所说："余之习医也，因三弟患痞，先君为遍请名医。余目日与讲论，又药皆视制，医理稍通，既而四、五两弟又连病卒，先君以悲悼得疾，医药以事无虚岁，家藏有医书数十种，朝夕披览，久而通其大义，质之时医，茫如也。乃更穷源及流，广求博采，几万余卷，而后胸有实获，不得已于言矣。……"

乾隆二十五年(1760)九月，大学士蒋文恪病，上谕中堂，当诏吴江徐灵胎诊治。徐灵胎自己正抱病在身，一再称辞。到乾隆二十六年正月，皇上乃下廷谕，命抚军陈公即送徐灵胎赴京，当时徐灵胎病亦渐愈，乃就道疾至。到京，即命与施、孙两太医同拟方。这时，蒋公病已不可治。灵胎因奏曰：过立夏七日则休矣。皇上嘉其朴诚，上谕秦大司寇文恭曰：徐灵胎学问既优，人又诚实，不知能在京效力否，命入太医院供奉。秦公传旨，徐灵胎自揣年老多病，万难效力，即请秦公转奏。是晚，上命视大司农李公疾，明日又命入圆明园，前后六次为皇帝家属视病，于五月初四允准放归返里。

徐灵胎载誉归里，名闻遐迩。他厌倦于无尽的应酬，向往能有一个清静的地方著书立说，得其所哉。访得吴县七子山墩下有画眉泉，风景幽雅，环境优美，因此筑室其间，名"洄溪草堂"、"半松书屋"，怡然有终老之志。

徐灵胎曾亲撰《画眉泉记》以志其事，并亲笔正书，由他儿子榆村收藏。嘉庆二年(1797)叶逢金补绘画眉泉图并题词，这幅珍贵的手迹与图题经后人裱成一册，现存上海医史博物馆。

徐灵胎孜孜研求，旁搜远绍，取古人之书重集之，节其冗，取其要，补其缺，正其编，其成书十余种。如《内经诠释》、《六经病解》、《医学抉微》、《药性本义》等，皆抉“内”(经)“难”(经)之精髓，而发前人之未发，补时子之不达，且文雅约而义简赅。可见这段时间是徐灵胎最舒心的日子。

乾隆三十六年(1771)十月二十五日，奉旨复召入都。当时徐灵胎正卧病在床，强起进京，徐爔随侍。中途，病体渐有好转，精神转旺，餐饭有加。至腊月初一抵达，精力益衰，但还与人从容议论阴阳生死出入之理，过了三天，自知不起，遂作了一幅墓前对联“满山芳草仙人药，一径清风处士坟”。至夜，谈笑而逝，年七十九。皇上深表哀惜，赠儒林郎，赐金归葬。翌年春，由徐爔扶榇旋里，十月葬于吴县越来溪之牒字圩。然而家事连年不利，遂重复觅地，二十年后于乾隆五十七年(1792)迁葬于吴江大境字圩新阡(即今吴江市八坼乡凌益村田心里)。1984年吴江市在凌益村外乌金浜畔原址重修徐灵胎墓。加高封土，墓地扩为二亩，四周植树，重建牌坊及石碑，作为江苏省文物保护单位。重修后的徐灵胎墓葬有四柱三门牌坊令人瞩目，披以横额“名世鸿儒”。墓联之一即“满山芳草仙人药，一径清风处士坟”自撰联。之二为“书传四海万季利济在人间，魂返九原满腹经纶埋地下”。

徐灵胎前后行医五十年，经验丰富。他的好友大文学家袁枚赞曰：每视人疾，穿穴膏肓，能呼肺腑与之作语。其用药也，神使鬼没，斩关夺隘，如周亚夫之军从天而下。

一位名医，尤其是一位御医，身后都会有动人的故事与传说。

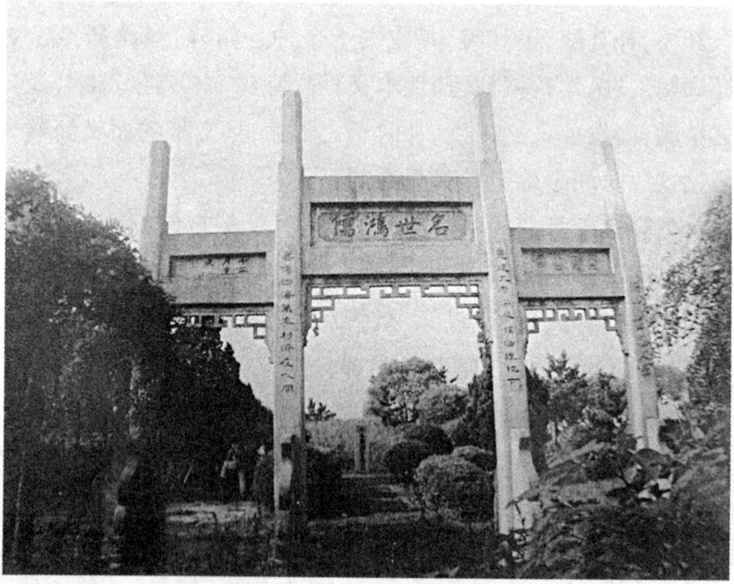

徐灵胎墓(江苏吴江)

徐灵胎在名士沈德潜未达时,诊其脉而知其必贵。在熊季辉强壮时,握其臂而知其必亡。袁枚左臂一日忽短缩不能伸,诸医莫效,乃使舟直指洄溪。当时尚未结交,旁无介绍,袁枚惴惴然唯恐徐灵胎未必见也。不料名片一投,蒙爹门延请,握手如旧相识,且具鸡为馔,清谈竟日。后赠丹药一丸而别。有一个叫李蓴溪的笑着对袁枚说:有是哉子之幸也,使他人求此一见,费黄金十笏矣,其为世所钦重如此。

(4) 曹沧洲

自明以后,因由吴中灾情连年,疫病流行,医家忙于应对社会医疗的需要,形成了一种民间行医的趋向,或以医为业,或以医谋生成为主要的形式。大部分的医生以时医的身份行世,因为有大量的疾病诊治机会,丰富成熟的治疗经验,所以他们较少崇古不化,亦不墨守成规,而是更加讲究实效,活跃了学术创造。温病学说的形成,叶天士作为学说创始人的出现,与此不无相关。所以,清代进京吴医明显减少。以后,再度出现的御医曹沧洲、邓星伯、潘霨等则已寥若晨星矣。

御医曹沧洲,苏州人。关于他的"三钱老卜子换个红顶子"逸事脍炙人口,家喻户晓。

曹沧洲(1850—1924),清末吴县人,名元恒,字智涵,晚号兰雪老人,又号兰叟。居苏州阊门内西街,世传七代,以内外科著称。而沧洲精于内科,医道大行。祖云洲,精医,曾编《叶氏医案存真》。父承洲,世其业。

曹沧洲家学渊源,幼承庭训,精研轩岐灵素,善于师法清代江浙名医叶天士、薛生白、吴鞠道、王孟英诸家,对治疗温病有丰富经验。清光绪三十二年(1906)帝躬违和,诏征名医,由南京制军保荐曹沧洲与青浦名医陈莲舫同应征召,入京视之,会晤于旅邸中讨论方药。治得见效,授为御医。

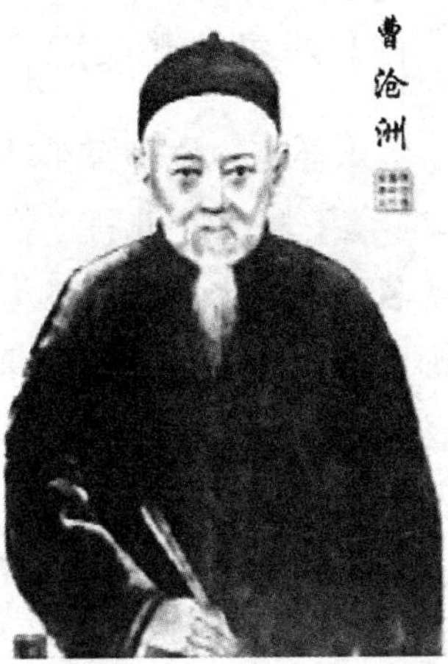

曹沧洲(1850—1924)

曹沧洲为光绪帝诊病前后二年,从数十诊脉案分析,光绪帝因操持过度,情绪拂郁,肾虚肝阳,脾虚湿热,故有头晕耳鸣遗泄、脘宇满闷、大便不调等症状，与高血压、脑血管病、胃肠功能失调、消化不良相似，且病情淹滞。曹沧洲逐日诊视，不敢懈怠，进退出入，但求肯綮，病机理法，有理有据，方药调剂，又必有出处，费尽心机。翌年，因病告归，名望益重。回苏后，诊务之忙，日以继夜。当时有“不及看到之病人，至曹氏门槛上一坐，即能愈病”之传说。

其治病以轻清灵巧见长。治温病初起，以透达表邪，宣泄肺胃，疏畅中宫为法。辨证精审，立法谨严，证必分清，方必细切。迨温病后期，津耗热陷，则重祛邪泄热，参以养阴扶正，往往收效。曹氏治烂喉丹痧，亦具独到经验。生平无暇著作，侄惕寅笔录口述，著有《霍乱证救急便览》一书行世，后人整理有《曹沧洲医案》二卷。

曹沧洲昆季三人，弟福元、子弼俱太史公。子廉洲，字南笙，侄惕寅，孙鸣皋，俱承世业。

(5) 邓星伯和潘霨

清末还有一位御医邓星伯(1859—1937)，无锡人，幼习经史，继承家学，为小儿科。曾应江溪桥杨绅诊，被羞辱，发愤从孟河名医马培之学。历三年，苦心孤诣，得内外科奥秘，深受乃师赞许。其后，清王族患湿温伤寒，由彭玉麟推荐，应征入京，施治获愈。翌年，江西九龙山盗魁病，诱去诊治。逊清之季，苏州藩台朱某，聘星伯为医药顾问，每次电报请出诊，久成莫逆。星伯名震遐迩，求治者接踵满堂，每日门诊二三百号，远自闽、粤、皖、鄂、鲁、豫各省，苏浙京沪之病者，更络绎不绝。1937年冬，日寇侵华，飞机轰炸，受惊而殁。所遗医案十二册，被门人陈某遗失。门人有数十人，子锡赓，学稼皆能医。

潘霨(1816—1894)，清吴县人。系苏州“贵潘”后裔。幼年习儒，年十九，应乡试不第，发愤走京师，得到“声名煊赫，四朝元老”从祖潘世恩的怜爱，令与诸孙同塾读书。他精岐黄之术，尝奉诏入宫，为孝成皇后治愈风疾，纳粟得九品衔，需次直隶官，仕途亨通。历任卢沟桥典史，补昌平州，两浙盐运，山东按察，福建布政使副，湖北巡抚，江西巡抚，贵州巡抚，任官所到之处，恒以医济民。在吴中医事活动语焉不详，亦应以吴中名医、御医称之。

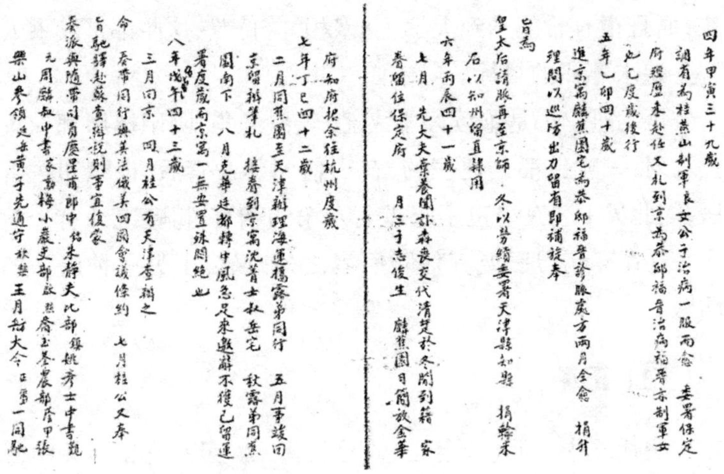
四年甲寅三十九歲
調有為桂燕山制軍良女公子治病一服而愈 委署保定
府經歷赤赴任又札到京為恭邸福晉治病福晉亦制軍女
[illegible]乙度歲後行
五年乙卯四十歲
進京寓麟蕉園宅為恭邸福晉診脈處方兩月全愈 捐升
理問以巡防出力留省即補旋奉
旨為
皇太后請脈再至京師 冬以勞績委署天津縣知縣 捐輸未
石以知州留直隸用
六年丙辰四十一歲
七月 先大夫棄養聞訃森喪交代清楚於冬間到籍 家
眷留住保定府 月三子志俊生 麟蕉園自簡放金華
府知府挈余往杭州度歲
七年丁巳四十二歲
二月同蕉園至天津辦理海運穩露弟同行 五月事竣回
京留辦筆札 接眷到京寓沈菁士叔岳宅 秋露弟同蕉
園南下 八月先華廷都轉中風急足來邀辦不獲已留運
署度歲而京寓一無安置殊悶絕也
八年戊午四十三歲
三月回京 四月桂公有天津查辦之
命 奏帶同行與英法俄美四國會議條約 七月桂公又奉
旨馳驛赴蘇查辦說則事宜復奏
奏派與隨帶司員慶星甫郎中銘 朱靜夫比部錄 姚秀士中書魁
元 周麟叔中書家勳 梅小巖吏部啟熙 喬玉參農部啓甲 張
樂山參領廷岳 黃子先通守秋藝 王月船大令正第 一同馳

潘霨自订年谱(部分)

及至中华人民共和国建国初期，北京筹建中国中医研究院，征召各地名医进京。苏州有金昭文、钱伯煊、葛云彬等三人赴京任职，当然与历史上的御医不能同日而语，但却是御医历史上的绝唱。

4. 姑苏仕医

我国自夏代以来,历代都有职官制度。设进士之科举始于李唐,得中进士,状元及第,雁塔题名,长安看花,可谓春风得意至极。凡仕进者,以荫生,丘贡、举人、进士为正途出身,进士是仕途进取中的最高资格。读书人一旦成为进士,其姓名、籍贯即被记入吏部,日后即可获得官职,从此一生受用。如果得中进士后,又被选入翰林院任职或学习者,则不仅升迁快,而且很有希望升到大学士(宰相)的位置,这些都是读书人一生追求不辍的目标。

因为进士都是饱读经学之士,经史子集,阴阳律历都在攻读之列,一般也都是通医的,在出任朝廷命官后,也能知医善医,因此吴中名医里也不乏进士及第的朝官,粗略统计有十数人。这在弃儒习医或弃仕隐医者之外,又多了另一种层面的儒医。

(1) 王鏊

明代连中三元(指会元、解元和状元。虽在廷试对策中得名第一,但因考官商辂忌才,借故"折之置第三")的吴县东山人王鏊,是一位能医的朝官。王鏊,晚号拙叟,时人称"震泽先生"。他博学而有识鉴,文章尔雅,议论明畅,德才兼备,以"海内文章第一,山中宰相无双"盛名于时。明成化十一年(1475)进士及第,官至文渊阁大学士,加少傅,改武英殿大学士,为一品宰相,王鏊由儒达官通医,常能取古方治病,应手而愈。

王鏊尝云：今世医者率祖李明之(时珍)，朱彦修(丹溪)其处剂不出参、术之类，所谓医之王道也，信知本者矣。然病出于病，非参、术辈所能效者，则药亦不得不变。可变而不知变，则坐以待亡。变而失之毫厘，则反促其死，均之为不可也。故曰：可与立，未可与权。药而能权，可谓妙矣。明之、彦修未尝废权也。世医师其常，而不师其变，非用权之难乎。一番良言，指谬时弊，变开新风。他认为“药忌群队，信单方之有神”，此乃王鏊之知医也。

王鏊一生好学，“唯看书著作为娱”，著有《本草单方》八卷，由儿子王延喆刻印传世。

(2) 顾鼎臣

顾鼎臣，也是苏州人熟悉的历史人物。相传他因小时候得过天花，脸上留下了十八点麻子，苏州评弹中称他为“顾大麻子”。

古代状元，大多出身于豪绅达官之家，或是书香门第，或是名门望族。而顾鼎臣却出身贫寒。其父顾恂是一个小商人，顾恂的妻子既凶悍且好妒嫉。顾鼎臣是顾恂与顾家婢女所生，是年顾恂已五十七岁。顾妻得知后十分恼怒，多次搜寻，欲置小生命于死地，后被磨坊老板收养。养父家境也不宽裕，顾鼎臣幼年时常受饥挨饿。

顾鼎臣长而聪慧不羁，丰神回绝，后来考中秀才，直至于弘治十八年(1505)廷试得中状元，授翰林院编修。正德年间，任左谕德。嘉靖后历仕经筵直讲，礼部右侍郎，吏部左侍郎，掌詹事府，礼部尚书。嘉靖十七年(1538)八月，以礼部尚书兼任文渊阁大学士,入参机务,官运亨通。翌年三月,嘉靖皇帝出巡,特命顾鼎臣留守京师,辅太子监国,赐给象牙大印。民间遂有"代朝三月"的传说。不久加少保、太子太傅、武英殿大学士。嘉靖十九年(1540)十月殁,终年六十八岁。

顾鼎臣对医学颇有研究,并对眼病尤多见解。所著"医眼方论"一卷,《经验方》一卷,已佚。故也有将顾鼎臣列入历代医人志书中的先例。

(3) 其他苏州仕医

胡元质　宋代长洲名医,字长文,是宋绍兴十八年(1148)戊辰科进士。

胡元质幼年颖悟,崇尚行义。中进士后,孝宗时荐为太学正,历秘书省正字校书郎,给事中。又出守和州、太平、建京,皆有政绩。淳熙中,官四川制置使,知成都,蜀人德之。历官敷文阁大学士。吴郡候致仕,告老归居苏州南园,杜门自适。卒时赠金紫光禄大夫。他一生虽在仕途,亦多考问医学。守当涂时,辑有方书《总效方》十卷,曾锓木于郡中,然已佚。

李大昌　明代昆山名医,是信义李氏始祖,元末进士。大昌父谟元,是顺帝时进士,元至正年间来馆于苏。明初兴时,吴与闽隔,终不能归,遂寄居寒山寺。有"首阳薇厥无从来,分作寒山一饿夫"之句记事,以穷饿而卒。大昌由南剑州剑浦徙居吴中昆山信义乡,著有《救荒草木疏》一卷。

周木　字近仁,明常熟人。成化十一年(1475)己未科进士。授南京行人司副,稽勋郎中,预修宪宗实录,迁浙江右参政,为同官所忌,致仕告归,卒年七十二。

周木尝曰,《素问》之书,虽不突出于岐黄之世,要亦去先王未远时人祖述岐黄遗意而作者也。词古义精,理微事著,保天和于未病,续人命于既危,彝伦益效,五化滋盛,实医家之宗祖,犹吾儒之有五经也。故曰:医人不读《素问》,犹士人不治本经,其以是欤。著有《朱丹溪素问纠略》一卷等书,是对医学的研究之作。

周伦　明代昆山人,字伯明,号真庵,弘治十二年(1499)戊午科进士,授新安知县。

周伦为人坦易,而操履特严,诗词清健,行草有晋人风。嘉靖初,拜都察院佥都御史,提督操江,擢兵、工二部侍郎。清理军职,升南京刑部尚书,旋改北部,侍经筵,三年谢政归。与里中故旧倡为延景约,性识医理,每以疾疠施药,全活甚多,又十年卒,年八十。所著有《医略》四卷,《负翁净稿》二十卷。

徐师曾　明代吴江名医,字伯鲁。父业医,师曾年十二即能诗与古文,长业儒,亦通阴阳律历篆籀之说,间与其父讨论《内经》及诸家之论,以儒通医。嘉靖三十二年(1553)癸丑科进士,选庶吉士。庚申年奉命册封周藩。历兵科给事中,起补吏科,建白多切事务。严嵩父子专权,世宗杀戮谏臣,徐师曾叹曰:吾谏官也,循默失职,宜周仕之义耶。会得疾,屡疏乞休。引疾归里后,僻书舍于南湖上,鸠集群儒,潜心讲讽。万历初,再荐起礼科,因辞不赴。遂于医术,著论数十篇,医著有《经络全书》二卷,《途中备用方》二卷。

蒋绂　明代常熟人,字洪章,号无碍。景泰五年(1454)甲戌科进士,擢试御史,黜知吉水,后以不得志,解职归。家居搜剔书史,工诗文,晚年精医术。有宋某,为通判致仕,年六十余。其夫人亦五十余矣,忽患病,医以为蛊。蒋绂切其脉大骇,起两步于庭,良久,更诊之曰定矣。请夫人入,乃举手揶揄宋曰,足下亦老无耻矣,嫂何病?娠也,娠当男。至冬至举,亦银事官,与若等。果生子,亦举人通判,如其言。

王治　明长洲唯亭金村人。字敬值,号菊泉,为元昆山学正梦声后裔。于嘉靖甲子(1564)乙丑(1565年)联捷进士。精医理,未仕而归隐于医。得游名胜,参访高真,而医益著,察候治证。有起死回生之妙,王氏以医名自王治始,承传八世。

王治子王士龙,字霖苍,号春林。万历壬午(1582)恩贡廷试第一,历官南光禄寺少卿。神宗朝,因直言遭廷杖,声震中外,归田隐医,键户著书,从游甚众,与会稽张介宾交谊甚深,其子及孙均承其业。

缪遵义　清吴县名医,是乾隆二年(1737)丁巳科进士,授官知县。因母病归里,杜门不与世事接,母病痰饮,延叶眉寿治,四年弗痊,而眉寿谓为痼痰难效。缪遵义遍览方书,颇会其旨,拣方以治,不一年母病而瘳。后遂旁搜博采,穷幽极渺,弃官为医,就诊者填塞街巷,治之无倦容。总督高晋颜其堂曰"志济"。缪遵义临症立方用药每出创意,他医往往不解,然投之辄效,乃徐明其故,无不惊服。康熙年间,叶天士医名重当代,同时有薛生白名世,继起则有缪遵义,一时号称鼎足。著有《伤寒集注》,《温热朗照》八卷,《松心笔记》一卷。卒年八十四。

郑元良　明代进士,太仓名医,清康熙十二年(1673)癸丑科进士。常熟名医蒋伊,雍正二年(1724)甲辰科进士。无锡名医秦伯龙,雍正二年甲辰科进士,医事著述不敷详录。

大儒通医,朝官善医,学有遗风,史籍资料中也多赞勉有加。

四、吴中医学的近代发展

1. 中医学向世界走去

中医药对外交流始于秦汉，到了唐代经济繁荣，内外交通发达，丝绸之路成为连结中国和中亚、西亚以及地中海东岸的陆上交通干线。当时我国的医学成就居于世界前列，中外医药交流极为频繁。其中往来最多的是阿拉伯、朝鲜、日本、越南等国家。

(1) 中印医学交流

中印之间佛教僧侣往来密切，其中有很多是熟谙医药的。如唐玄奘法师就先后到过印度、尼泊尔、阿富汗等国。唐代义净和尚在印度居住了将近二十年，常用中国医药为印度人诊治疾病。同时印度医学也随佛教不断地传入我国，并有不少印度的医书被译为中文，颇有影响的有《龙树论》、《婆罗门药方》等。

(2) 中医与阿拉伯医学

中国的炼丹术传到了阿拉伯后又经阿拉伯传到西方。对世界制药与化学工业的发展都有贡献。公元十世纪前，中国的脉学已传入阿拉伯。阿拉伯医生阿维森纳著的《医典》中关于脉象的内容，有许多来自我国的《脉经》。同时还记述了一些中国医学的知识，如糖尿病患者的尿有甜味，麻疹的预后与防治以及用水蛭吸毒等治疗方法。

中国与阿拉伯诸国的药物交流也十分活跃。由阿拉伯商人运往欧洲的中国药物有朱砂、牛黄、人参、川椒等，其中牛黄尤其受到重视，往往被放在金银制的盒中收藏，以供辟疫之用。同时，我国也吸收了不少阿拉伯的医药。如宋代苏颂编的《本草图经》中记载有胡薄荷。当时还翻译过阿拉伯的医药书籍《回回药方》，在一定程度上丰富了中医学。

(3) 中医对朝鲜、越南的影响

中国医学对朝鲜和越南的影响也十分深刻。中国医书传入朝鲜较早且多，如《素问》、《伤寒论》、《甲乙经》、《神农本草经》、《诸病源候论》、《千金要方》和《千金翼方》等。朝鲜还仿照我国唐朝，设置了医学教育。宋朝时我国先后两次赠送医书《太平圣惠方》给朝鲜。朝鲜王徽生病时，曾遣使来宋请医。宋朝廷派出翰林医官邢慥前往诊视，并带去药物一百多种。以后又应邀派出医官牟介等去朝鲜教授医学，还派过翰林医官杨宗立等前往进行分科教授医术。朝鲜也经常派人到中国学医，朝鲜人金礼蒙和许凌在研习中医后分别编成《医方类聚》和《东医宝鉴》两书，它们的内容极为丰富，在我国也有很大影响。

中越医学交流也很早。如公元前257年，中国有位叫崔伟的医生曾治愈过雍玄和任修的虚弱症，这是我国医学传入越南的较早记载。唐代名医孙思邈在越南也被当作医神塑于先医庙中供奉。唐代兼通医学的诗人沈佺期、刘禹锡等都曾去过越南。宋代中国医生申先逊曾用胡椒、干姜等辛辣药物治愈过越南人的脑痈症。据《大越史记》载，元代针灸医生邹庚到越南为诸侯王治病。越南多产草药，在中越医学交流中，一些药物相继传入中国，如薏苡、沉香、丁香、诃黎勒、苏木等，丰富了中药的内容。

(4) 中国与非洲的医药交流

中国和非洲虽然远隔重洋，友好交往也有多种渠道，一般多采用间接的方式。到了明代郑和七次下西洋，最远到达赤道以南非洲东海岸一带，直接沟通了贸易往来和医学交流。明朝永乐皇帝对郑和下西洋医药人才的准备工作十分重视，曾下令四方招募医官、医士、御医、民医等。据记载，某次下西洋配备的医官、医士多达180人。一般船队每150人就配备一名医生，平均每艘船有医生2~3名。当时有名医陈以诚、陈常、彭正等，作为随船医生同往。还备有善于鉴别中草药材的专职药工人员，以便对西洋诸国贸易的药材进行鉴定。郑和等人还带去了麝香、人参、大黄、茯苓、生姜、肉桂、樟脑等中药材，与非洲的一些国家进行医药交流。郑和船队中的医务人员还对非洲的流行病和地方性疾病及时采取预防措施并开展调查工作。

郑和出使西洋之前，在太仓驻扎数年之久，进行了精心完善的物质准备和人才招募。综合吴中史料，如《太仓州志》、《常昭合志》中曾记载，吴中名医郁震、匡愚曾经参与其事，并随船出使。

郁震，字鼎文，明时太仓人，出身于世医承传之家。他起先是以名医身份被征召入京师的。曾出使西域，出玉门关，过葱子岭，最远到达印度。因为有了使外的经历，后来郁震再次被征召入郑和船队，先后三下西洋，与南亚、非洲诸国进行医药交流，使许多国家都能臣服交往。因此郁震被授苏州府医学正科，赐三品服，致仕。郁震读书尚气节，嗜酒善吟诗。著有《医书纂要》等，终年八十一。郁震弟巽、性与兄齐名。子贞，以医世其学。

另一位明代船医匡愚，常熟人，也出身世医之家，是太医院御医匡忠之后。匡忠，字体道，幼承家学，读书乐道，曾为永乐年间御医，晚年以家事托付于匡愚。匡愚，克世其业，亦被征入京。郑和出使西洋，随征入队。匡愚是随郑和船队第一个来到马来西亚的中国医师，为马来西亚的侨胞和当地人带去了中医治病的方法和药物。后归老于乡。

2. 现代国外的中医学

时光流逝，到了20世纪70年代初，美国总统尼克松访华时随同尼克松访华的《纽约时报》记者詹姆斯·罗斯顿患了阑尾炎，手术后仍然疼痛不休，于是请来了中医师在他小腿上扎了一针，疼痛很快缓解。这位记者在华期间耳闻目睹了很多像针刺麻醉这样神奇的中医疗法，回国后，他在醒目的头版报道了在中国的见闻，竟然带来了使人惊喜的世界性中医热潮。迄今虽已过去了三十多年，然其发展势头方兴未艾。特别是近年来，一些国家对中医药及针灸立了法，因而中医药得到了比较广泛的应用，同时加强了对中医学的科学研究与中医教育，随之而来的便是日益看好的中药贸易。

20 世纪 70 年代，在美国的 51 个州中有 16 个州率先以州法律形式承认了针灸的合法性。因此仅在加利福尼亚州的针灸中医师就有 4000 人之多，他们全部是个体行医。由此影响到欧美各国，它们也陆续对针灸进行立法管理。目前针灸已在世界大多数国家合法化，有的国家甚至已把它列入了医疗保险范围。针灸这一疗法被世界广泛接受，这是中医走向世界的良好开端。有些国家还对中医药作了法定确认。如瑞士政府从 1999 年起决定中医药治疗费用可以从医疗保险费中报销。由政府以保险制度的形式对中医药的地位作出明文规定，这在西方国家中尚属首次。1999 年 5 月澳大利亚也将中医注册提案正式提交维多利亚州议会，即将颁布实施。2000 年 7 月，泰国已经通过立法确认了中医的合法地位。2001 年 1 月泰国卫生部颁发了首批中医行医许可证。这些都是中医药走向世界的重大突破。

针灸疗法广泛应用于止痛和治疗部分疾病，具有安全有效、治疗方便、费用低廉等优势。日本至少有 20 多种病症使用中医方法治疗，疗效高于西方医疗。如支气管哮喘、慢性肾炎、糖尿病、风湿病以及各种癌症。由于从单纯针灸治疗已转向针药并用,所以有越来越多的病人求助于中医,包括一些疑难疾病,如脑出血、免疫性疾病、肝损害、男性不育等。目前,世界上已有120多个国家设立了中医医疗机构。英国有中医诊所3000多家,仅伦敦就有600家,法国估计有2万多名针灸师。华盛顿医疗中心本来是纯西药机构,但近年来开始有了中药。他们的皮肤科医生用甘草、荆芥、白癣皮等中药配成湿疹治疗剂,效果甚佳且无副作用。他们发表的论文在美国反响很大,进一步激励了中医界人士在美国的发展。目前采用中医、针灸治疗的人口占到世界总人口的1/3以上,这给中医药在世界范围内的发展提供了前所未有的机遇。

国外有的机构已从临床应用进入到对中医药的科学研究。如美国20世纪70年代就开始集中力量从中草药中筛选抗癌的药物,近年来又开展使用中药配合针灸疗法治疗艾滋病、肾病等方面的研究,并有可喜的成果。德国、法国都有对中药药理研究及阴阳五行中医理论的研究。国外对中医药学的研究,已进入到较高层次的水平。

针灸教育文凭已被大多数国家承认。有的将中医教育引进高等学府,如英国伦敦米德尔塞克斯大学于1997年开设五年制中医专业学位课程,澳大利亚20世纪90年代以来在墨尔本皇家理工大学成立了中医部,维多利亚大学成立了中医学系,悉尼科技大学成立了针灸系,这些都是中医教育在国外发展的基本状况。

随着世界中医热的兴起,中药的应用越来越广泛。20世纪90年代以来,含天然中药的滋补强壮、美容减肥等保健品受到发达国家人士的青睐。我国中药的出口遍及世界 140 多个国家和地区,每年出口总额由 1988 年的 3.5 亿美元发展到近年的 10 亿美元。

21 世纪对中医药发展来说,可能又是一个好的时代,利用传统中药资源开发保健食品将成为时尚。目前国外一些大的医药公司已认识到这一点,纷纷表示愿意在中药及保健品开发、生产、市场销售等多方面进行合作。

中医药经过漫长的岁月,经历了无数的考验,也曾遇到过沉重的压力和阻碍,但中医药没有消亡,反而有越来越好的发展。在科学浪潮的冲击下,历史惊异地发现了中国医学这一人类奇迹,它几乎完整地保存着东方文化的精髓。它以博大精深的理论,卓越可喜的疗效,顽强地自立于世界科学之林,并将对未来科学的革命性变革与生命科学的发展产生深远的影响。

3. 中医东渡与日本汉医

公元前 219 年(秦王政二十八年),秦始皇派遣方士徐福率领童男玉女三千人入海求仙,并带有百工技艺及医人等。船走海中,以风为解,徐福一路风浪飘泊,到了日本。在日本现有徐福登岸处、徐福村等遗址,供人凭吊。这是把中国医术带入日本的始初。公元 561 年(陈文帝天嘉二年)秋八月,吴中的一位高僧知聪携带《明堂经》、《肘后备急方》等医书一百六十卷东渡扶桑,这是中国医书传到日本的开始,也是吴中医学对外交流的发端。以后,知聪之子善那使主被日本天皇赐以“和药使主”,这是相当权威的称号,并且子孙世袭。至清和天皇贞观六年(864)知聪后裔和药使主黑麻吕与和药使安主弟雄受到了天皇恩赐的“宿弥”姓氏。在古代,日本人的姓氏是表示世袭官职大小和氏族门第高低的一种称号,是由天皇恩赐的,庶民百姓是不允许有姓氏的,可见知聪家族已成为日本很有影响的世医。公元608年(隋炀帝大业四年)九月,日本推古天皇派遣药师惠日、倭汉直、福固等来中国学习医学。公元623年(唐高祖武德六年)夏七月,日本留学生僧惠齐、惠光及药师惠日、福固等学成回国。以后日本医事制度及医学教育完全采用我国唐代的方法,因此来中国学医者也完全采用中国医学典籍作为理论指导临床。公元753年(唐玄宗天宝十二年)释鉴真到日本传授佛学,并且教授日本人医术,也带去了鉴别药品真伪的方法。以后历经宋、明,中日医学多有交流。

明代日本医生频繁来华,1378年竹田昌庆来华学医并搜集医家秘本和铜人模型归国。日本医生田代三喜、曲直濑道三来中国学医,归国后提倡李(东垣)朱(丹溪)学派学说,推广应用。日本僧医月湖1452年来华后,在杭州钱塘居住了很长时间,搜罗医家典籍。日本医生李田意休、金持重弘学成归国后都成为日本名医。日本医生吉田宝桂在中国学医十多年,研究中医达到很高的造诣,曾为明世宗看过病。到了清代,随着对外文化交流增多,双方的医学交流活动更加频繁。清康乾年间,就有吴载南、陈振先、周岐来、赵淞阳、刘经光、胡兆新几位苏州医生以及樊方宜、周维光、周岐兴等三位药剂师应日本幕府邀请去传授医术与方药,其中以陈振先尤为著名。陈振先于1721年东渡到日本长崎后，不畏辛劳，走遍邻近山野，采集药草162种，并著《药草功能书》由日本人向井元成加上和名旁注。这就是日本医学史上著名的《陈振先药草功能书》。此外，在嘉庆道光年间，苏州名医曹仁伯还收日本来使为学生，向其传授医疗技术，并将师生问答疑难杂症的讨论内容汇编成《琉球百问》一书，刻印后传入日本，促进了中日两国的医学交流。

中医学一般包含中医与中药两部分内容，在日本被称为“汉方医药”。日本人对之信仰很深，感情诚笃，是秦汉以来传入日本的中国文化的重要组成部分。在日本，秦朝使者徐福被尊称为“医药之神”。继后，唐代鉴真和尚东渡日本时带去的许多中药及中医经典医籍，对中医学在日本的传播和发展发挥了十分巨大的作用。可以这样认为，在西方荷兰医学传入日本之前的二千多年的漫长历史中，中医一直是日本的主要医疗方法。明治维新(1868)以后，由于日本政府全面引进西方医学，日本的中医又被称为“东洋医学”，由此一度沦落，被贬为民间医道。但日本的汉方医家在临床实践中总结经验，汲取明治后的科学方法，从未停止过对汉医药的理论与临床研究。20世纪70年代以来，汉方医药又出现了复兴和新的发展，日本又兴起了对汉医药的追求，迫切地转向了对汉医药的进一步研究。随着中国的改革开放，中日两国间的中医药交流空前增多。

在东京街头可以发现“紫山堂”、“一贯堂”等以堂号相称的药铺，药铺里有中国人看来很眼熟的中药。

日本的不少机构都在从事中医学的研究和应用。富山医科药科大学、东京女子医科大学都进行中医学的研究，并取得了很多的成果。明治针灸大学也在进行中国针灸的教育和临床应用。

1950年成立的“东洋医学会”会员人数已经超过一万人，是日本最大的中医学术团体。此外，还有日本针灸学会，日本中西医结合学会等研究机构。也有生产规模很大的中药生产工厂，用现代化生产技术生产中药。

在日本的各种医疗机构中，百分之七十以上的医生都使用过中药为患者医治疾病。而且经过批准，进入“保险制度”用药的中药已有140多种，日本人也学会了把中药混入食品之中，广泛地应用新式药膳。

可以预计，中医学今后在日本将会获得更大的发展，21世纪将是中医学在日本发扬光大的时代。

4. 曹仁伯与《琉球百问》

有一位吴中名医收授过来华学习中医的日本学生，并将师生答疑的书信内容汇辑成《琉球百问》一书，他就是声名播扬海外的曹仁伯。

(1) 姑苏名医曹仁伯

曹仁伯(1767—1834)，名存心，以字行，别号乐山。清嘉道年间常熟福山人。祖上姓高，康熙年间，他的母舅曹子民因无子嗣，遂继为后，改承曹姓。

仁伯少小颖悟，因由家贫，遂弃仕途从吴门金阊薛性天

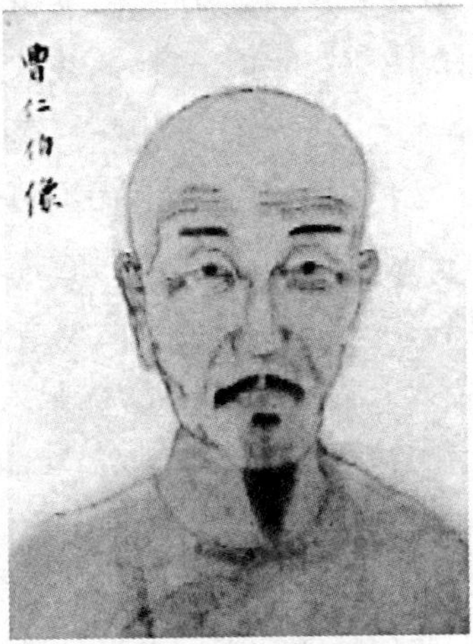

曹仁伯(1767—1834)

(公望)习医。薛性天是一位硕儒名医,见到曹仁伯后十分赏识,并对人说:“光吾道者必曹生也。”曹仁伯在老师处广览医籍,勤研苦学,尽得师传,积十年学研而终成大业,不但融古贯今,又能独自成家。悬壶后,先寓苏州窦妃园,后卜居长春巷。为人治病,辄奏奇效,求诊者日以百计,一时医名大振。被誉为叶天士、薛生白后第一人,以致门人云集,弟子以百数计。医名盛于当时,乃至远扬域外。

曹仁伯在诊视病人时,研精覃思,专心一致,甚至要问到病人的起居饮食,并反复询问,无不周到。每遇到重病的人,别的医生已经放弃医治,曹仁伯“独能运以精思,而以数剂愈之”。

道光五年(1825)相国翁同龢之母因呕血不止特地赶到苏州曹仁伯处求诊。曹仁伯切脉后问道:太夫人是否有从高处跌下的事?回答说有的。又问:有没有提携过重物的情况?回答说有过。当时太夫人正要奉亲返还,曹仁伯便准备了路上要用的药量,计算着日程,说到赣江时病就可以好了。以后病愈情况果然如此。事后了解到翁相国的母亲在家里的时候,有一天曾经左手抱着小孩,右手提着浆壶,下楼时不慎颠晃，踏空一级跌下，所以腰部扭伤了，这就是呕血的原因。曹仁伯看病时，能指出病源，并预计病愈的日程，翁相国不由心中折服。

曹仁伯说过：天下无不可治之病，其不可治者，心未尽耳。每遇到病情复杂的疾病，治此碍彼，别人很难处理时，曹仁伯会很细心用意研究。或者在一方中变化而加减用药，或者合数方为一方融合治疗，只要苦心用到，必定会有一个合理适当的治疗方法，用了以后也就会有好的疗效。当医生诊治疾病见到稍有危重疑难时，就认为是不治之症，实际这是不尽责的过失，这种情况并不少见。

曹仁伯要求学生学医时虚心诚意，虚心则学业日进，诚意则来求治的病人也会增多。处方用药须严谨，见病定药，格成一方，用药不能相差一味。自己心中应常想到天下不应有死症，如有死症，总有我功夫不到之处，要尽力尽责。这种治学精神是很值得引为借鉴的。

曹仁伯到苏州拜吴中名医薛性天学医时，衣着简朴，钱囊空虚，遭到别人的讥讽。只有他的老师丝毫没有厌弃的看法，反而对别人说曹仁伯不会总是一个穷困的人，今后能够继承医术，发扬医道的，必定是他。老师慧眼识人，周到地安排好他的食宿，让他专心学医，曹仁伯怀着对老师的感激心情，更加刻苦勤奋。老师所有的医籍藏书，他通宵达旦，举灯夜读，常常是食不甘味，卧不宽带。就这样，在老师处学习了十年，医术达到了很高的水平。不久，曹仁伯的老师病殁，老师的丧事是曹仁伯一手操办的，后来又把老师的著述文章《伤寒直解辨证歌》刻印成书传世。

曹仁伯医学造诣很高，事业十分成功，驰名海内外。但他十分谦虚谨慎，生活上也相当俭朴，却时常资助亲朋故友中贫困的人。这种善举绝不是仅仅一两次而已。他的胸襟洒脱坦荡，谈吐从无媚俗，遇到有权势的人，绝不卑躬奴颜。

曹仁伯生前没有留下著作，他曾说过，我六十岁后将潜心著述，但一直没有空闲下来。儿子文澜继承父业整理遗稿，选择精华，付梓刊印传世的有《继志堂医案》三卷，《过庭录存》、《继志堂语录》、《曹仁伯医案论》、《曹仁伯医话》等数种。另有学生吴之善录其脉案集为《延陵弟子记要》(又名《乐山先生遗案》)。文澜子博泉，续守家学。

(2)《琉球百问》的由来

曹仁伯医名盛于当时，乃至声誉远扬域外，在道光四年(1824)琉球(日本)政府慕其医名，特意派遣医人吕凤仪专程至吴门，师从曹仁伯三年，学成归国。吕凤仪勤勉好学，归国后视诊看病"……依照师教，广施疗治，不敢遑居，但有可疑者……祈先生重察前由，评书其法，一一寄给，感佩不尽"。五年来，吕凤仪将历年所遇到的疑难病症、死亡病例，经穴厘订，本草药性费解处一一贻书进质。曹仁伯为之逐条剖析，精心作答，此即《琉球百问》蓝本。后经整理汇辑成《琉球百问》一卷及《琉球问答奇病录》一书，于道光十三年(1833)正月付梓印行。

《琉球百问》一书是苏州名医曹仁伯对其海外弟子吕凤仪所提疑难问题的解答记录，它不但是中医学流播海外的历史性文献资料，也是中医学函授教学的滥觞。

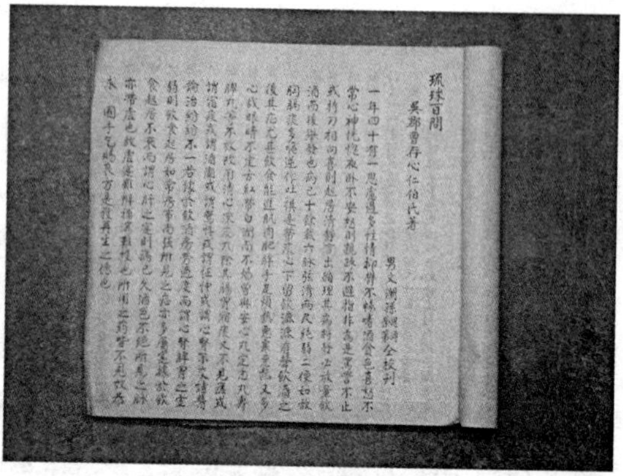

《琉球百问》(手抄本)

全书共列一百零三问,内容非常广泛,涉及到内科、外科、妇科、儿科、眼科、针灸科、本草药性等门类。曹仁伯以其渊博的知识和丰富的经历,对学生吕凤仪所有问题一丝不苟地给予解答,处处遵循中医的学理"先生随证疏明,穷源竟委,发挥则层出不穷,精约则片言可了","学者深思而会通之,洵足以为证治之津梁"。曹仁伯推究病因,阐明病机,细辨症状,指导立法,提示方药,强调防治结合,有很多精警之句,也多有点睛之笔。有的警句语录即使在现代仍有指导作用。例如:

"大抵近年时症,又转风会。前二十年能用清补便是好手。迨盛世日久,人趋安乐,嗜欲滋多,所生之人渐多疏小,精力薄而阳气衰,疾病易生。所感之邪,易中阴经,此凉药手眼不能不随时转移而为温药。学医者,可不识时务哉?"

"凡看病须要格分寸。谅病之分寸,而定药之分寸,格成一方,看去增减一味不得。"

"学医当学眼光。眼光到处,自有酌对之方。此中有说不尽之妙，倘拘于格理，便呆钝不灵。”

“大约功夫到时，眼光中无相同之病。看一百人病，便有一百人方。不得苟同，始为有味。若功夫未到，便觉大略相同。”

5. 浩如烟海的吴医古籍

苏州人文荟集，士宦退隐闭门著述者甚多。因此刊印收藏，蔚然成风，古籍聚散，令人惊叹，乃至刻书精良，又蜚声海内。

（1）吴医古籍简介

苏州名医多，儒医多，因此吴医古籍也特别多。

吴中历代医家，师承家传，继往开来，显示了吴医独特的医派风格，承传了高超的医术水平，在医疗实践中积累起了丰富的经验。所以医家们，尤其是儒医们更善于阐述发挥，广采博引，虽多述而不作，但注疏流畅，辑录成集也不愧为传世佳作。温病学派的崛起，学说理论的创造与发展，留下了独具特色的医学著作。存世古籍自宋至清，历经沧桑，大约不下四百余种，涉及到内经、伤寒、金匮、温病、本草多个方面，有对理论的诠释与发挥，又有养生、方药、医案、医话以及临床各科的经验总结与记述，是吴门医派的一份珍贵遗产，也是一个取之不尽、用之不竭的医学宝库。

据不完全统计，吴医古籍被列入全国联合图书目录的善本医书有 8 种，清乾隆前的珍贵版本有 15 种，抄本有 8 种。

1978年在进行全国古籍善本书目编辑工作时，苏州市图书馆完成了苏州市善本古籍的调查与登录，散在市内各有关图书馆（如苏州市图书馆、苏州市博物馆、苏州大学图书馆、苏州医学院图书馆以及苏州市中医院图书馆等）所藏之古籍善本书目中，医学善本书计有83种，1400余卷，达30000余册。1982年，卫生部下达了中医古籍整理计划，在所列的592种书目中，吴医古籍就有58部，如此大的比重足以说明吴中医学在中国医学史上具有举足轻重的地位。

自宋朝至清代，最早的吴医著作当是宋代吴县名医滕伯祥的《走马疳真方》，但原刻版本不详。最早的存世吴医古籍应是昆山郑氏世医始祖宋代薛将仕的《女科万金方》，目前可见到的是藏在北京图书馆的明代抄本。而属原刻版本存世的当是元代王珪所著的《泰定养生主论》，为明正德六年（1511）刻本，现藏北京图书馆，弥足珍贵。王珪是常熟名医，在寒山寺有他的《张继诗第一石》碑刻留世，该碑刻同文徵明的第二石，俞樾的第三石名闻遐迩，交相辉映。

除此以外，从未刻印过的善本、抄本、稿本以至孤本古籍还有很多，令人瞩目。

如清代太仓名医萧霆的《痧疹一得》，现在所能见到的是藏于上海中医药大学图书馆的清咸丰抄本。萧霆生活的时代疫疠流行，他对疫毒痧疹悉心研究，临证所见，学习所得，多有应手验方，屡治屡验，在追随吴又可学术的同时自成一家。该书编成后，至乾隆年间始在民间手抄流传，从无刻本。

清代吴中名医缪遵义，字松心，学术与叶天士齐名。他有感于疫疠流行，生灵涂炭，遂通览方书，博采众长。在他七十七岁时，纂辑成《温热朗照》一书，其中多有温热病治法的精辟宏论，但成书后作为家藏秘本，不肯外传。现在见到的是苏州市图书馆藏的手稿本，由缪遵义侄孙缪淞校录。书末有“子孙保之”印记。此书曾在嘉靖年间辗转至名医徐锦，徐氏在该书简端题注：“此书乃吾吴缪松心先生著作，未曾刻过。缪氏秘为家本，不肯示人。予与先生之后人称莫逆交，见是书，真济人之至宝也。”该书钤有徐锦的“心太平”与“式古”两方印章。后传至徐锦门人李彤伯。光绪年间，李氏将此书出示于藏书家管礼耕及徐锦之孙徐康。管礼耕对该书备加赞赏并加跋颂之。该书为手稿本，辗转多人之手，无论是学术意义与版本价值都十分珍贵，足可以善本收藏。

中医学源远流长，春秋战国时的《黄帝内经》与汉代张仲景的《伤寒论》、《金匮要略》向来被后世称为医学津梁之作，推崇为习医者必读之经典。吴中医家以世医、儒医居多，皆能以《内经》与仲景之学为宗旨，阐述注疏，验之临诊。如清周扬俊《伤寒论三注》，王子接《伤寒古方通》，薛雪《医经原旨》，徐灵胎《内经诠释》、《内经要略》，尤在泾《伤寒贯珠集》、《金匮心典》，徐赤《伤寒论集注》，陆九芝《内经运气病释》、《内经遗篇病释》等都有刻本问世。

明代长洲赵良仁所撰《金匮方论衍义》一书未及梓行，仅有少量抄本。清周扬俊苦心搜求二十余年未能获得全璧，因而勉为其难，加以补注，合为《金匮玉函经二注》行世。赵良仁与戴思恭同为朱丹溪高足，尤精内经、仲景之说，熔理法于一炉，兼采经史诸家之说，凡有可释疑“金匮”之理者，信手拈来，阐述流畅，析理详明。现在中国科学院图书馆可见到秘藏抄本《金匮方论衍义》原貌，实属难能可贵，对研究仲景学术思想有一定的参考价值。

明代吴县沈野所撰《暴证知要》主要辑录了明代以前文献中关于急诊病的诊治资料，并附以作者的评述与临证经验，其范围涉及临床各科，广泛详尽。所谓"暴证"大都是指突然发作的急症疾病，本书所载分门别类，条理清晰，治法丰富可靠，可谓是集急暴证之大成者，对研究明代以前中医治疗急诊提供了极好的资料，即使对当今开展中医中药的急诊工作也很有参考价值，是不可多得的中医急诊专著。一段时间以来国内散佚未见，据说仅在日本藏存。但有幸在上海中医药大学图书馆见到珍藏的巢念修抄本，是为"踏破无觅"之善本佳作。

在苏州医学院图书馆珍藏有清乾隆咸丰年间昆山潘道根的十余种善本抄本医籍，大都是在20世纪50年代采风访贤时从民间搜集而来，洋洋大观视若拱璧。

潘道根少年孤贫，中年丧偶，携一幼子相依为命。他家境贫寒，箪瓢屡空，遂弃举子业，徙居昆山城北梅心泾土屋中，与田牧为邻，以舌耕为业，绝迹城市，布衣终生。他一生唯耽嗜读书，诸子百家，六经四书，靡不涉猎，于岐黄之学尤其留意。因村居且赤贫，好书难得，常常以卖药为生，走乡串邑，访求珍本。数年来昆山一带之医书秘籍几被访求殆遍。每有所得，即勤抄博采，焚膏继晷，孜孜不倦。经其借阅、抄录、校订之书插架满屋，不下数百种、几千卷之伙。潘氏手稿虽多，惜大多毁于战火。现存见的《读伤寒论》、《临证度针》、《徐村老农手抄方》都属善本医书，不可多得。

《神农本草经疏》由苏州市中医院图书馆所藏，系明天启五年(1625)刻本,明嘉靖年间常熟缪希雍著撰。缪希雍人称“海虞儒医”,医道广博,医术精湛,药物学方面更有深刻研究,对方剂多有发明。他就《本草经》药物,创用注疏形式逐药加以释析发挥,引证极其丰富,参考书目达250余种,引述的方剂有2300余首。有人认为本书在记述功用与录验方面胜过了李时珍的《本草纲目》,丰富了我国本草学内容,并有新的发展,是一部代表性著作,反映了吴医研究本草的成就。

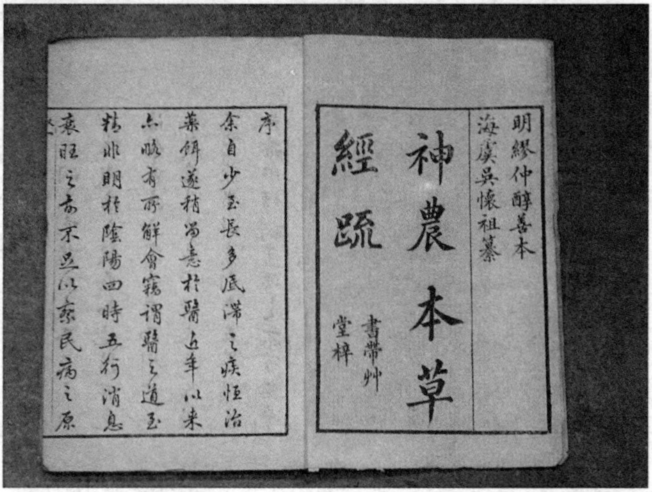

缪希雍撰著《神农本草经疏》一书

清乾隆年间苏州朱钥的《本草诗笺》系乾隆己未年版本,现为上海图书馆藏本,书品极好。

清康乾年间吴县角直徐时进的《医学蒙行》稿本,由苏州市中医院图书馆藏。

明嘉靖间吴江沈子禄撰《经络全书》,存有明抄本残本,藏

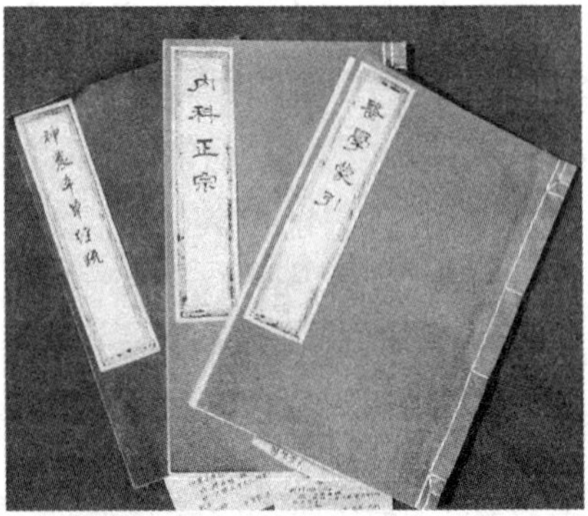

吴医古籍三种

苏州市中医院图书馆。明嘉靖年间吴县王宠遗有《医方手抄方》稿本，藏苏州市中医院图书馆。

王宠(1494—1533)字履仁，又字履吉，号雅宜山人，是明时弘治嘉靖年间吴门书派的代表人物，与祝允明、文徵明并称“吴中书法三家”。明清以来，他的书法一直得到很高的评价，而行草书最能体现他的书法特色，为后世所推崇，因此享有盛名。现有他抄录的中医古方一本，卷末钤有“王履吉”印章，且通篇行草法书相当流畅，神韵超逸，洒脱悦目。所以该稿本无论从医方抄录的内容，抑或书法作品的价值都可以认为是有极大收藏意义的中医古籍版本。

明崇祯二年(1629)新城王象晋《内科正宗》版本是海内孤本，中国图书联合目录未收，藏苏州市中医院图书馆。

明正德万历年间昆山王执中著《东垣先生伤寒正脉》系明万历八年(1580)刻本，全国图书联合目录未及收载。苏州市中医院图书馆藏有残本。存见卷一至卷六、卷八至卷十二，第七卷缺佚。后访得上海中医药大学图书馆藏有另一部抄本也是残本，但其中有卷七内容，经双方积极沟通、主动商议后互补残缺，使为全璧，这是一段藏书佳话。

明景泰嘉靖年间，大学士吴县王鏊曾撰辑《本草单方》，上

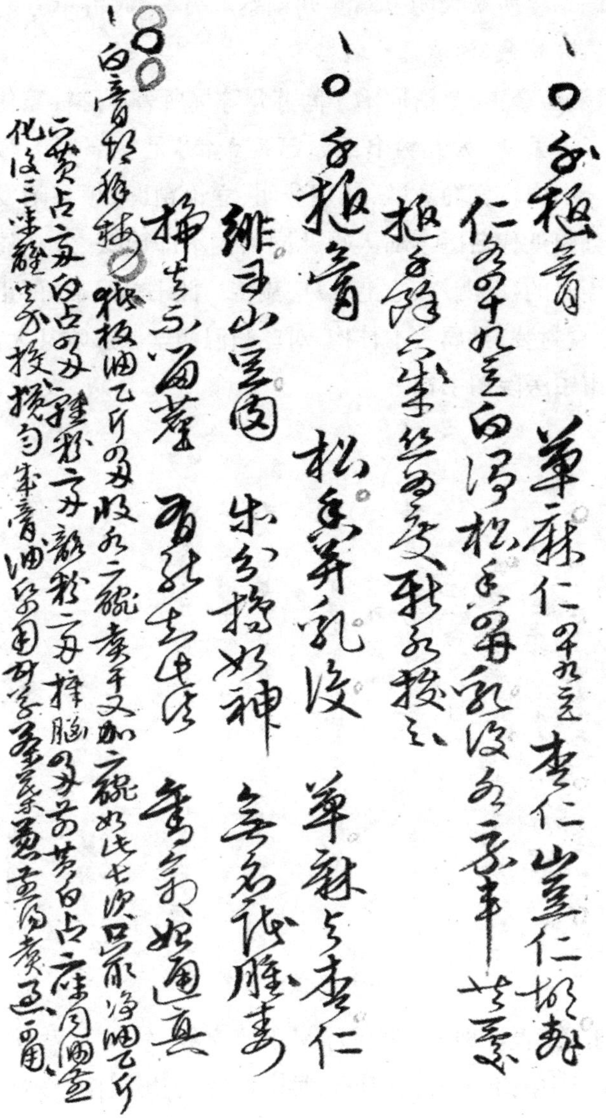

王宠手抄方

海市图书馆所藏为明嘉靖年间刻本。另一部《古单方》,北京中医研究院藏,为清嘉庆前抄本。

《痧痘金鍼》是清同治年间苏州陈标所著。陈标家住苏州古城区史家巷,为儿科名医,《痧痘金鍼》是一部证治痧痘专著。全书内容言简意赅,条理分明,立论精辟,颇多阐发。无怪乎苏州近代名医李畴人得此同治稿本即珍藏之,并陆续发表于当时的《医醒》杂志上,以广流传。此书书品极好,正楷撰写,函盒封装,是属善本佳构,对苏州温病学派影响甚大,现藏苏州市中医院图书馆。

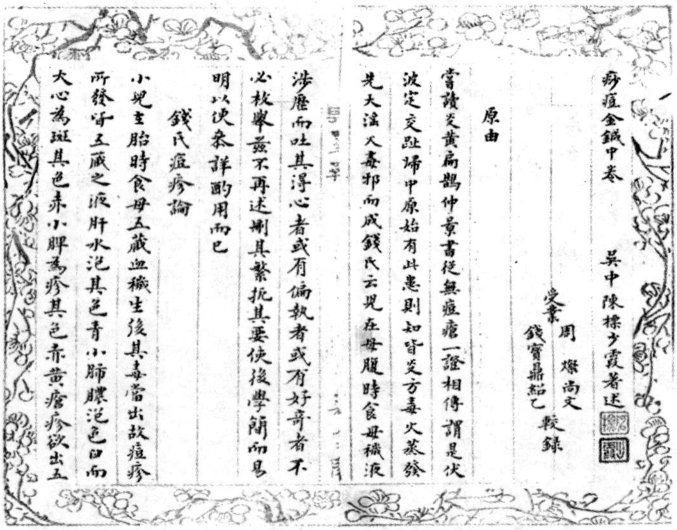
痧痘金鍼中卷
吳中陳標步霞著述
受業 周燦尚文 錢寶鼎紹乙 校錄
原由
嘗讀炎黃扁鵲仲景書從無痘瘄一證相傳謂是伏
波定交趾婦中原始有此患則知皆炎方毒火蒸發
先天淫火毒邪而成錢氏云兒在母腹時食母穢液
涉歷而吐其得心者或有偏執者或有好奇者不
必枚舉茲不再述刪其繁挹其要俾後學簡而易
明以便參詳酌用而已
錢氏痘疹論
小兒在胎時食母五藏血穢生後其毒當出故痘疹
所發皆五藏之液肝水泡其色青小肺膿泡色白而
大心為斑其色赤小脾為疹其色赤黃瘄疹欲出五

《痧痘金鍼》(稿本)

王霖,清长洲人,家住苏州小曹家巷,好学深思,博览医籍,亦吴中杰出医家,所著有《吴医汇案》、《历代医学书目》,均系稿本,内容详尽,搜罗极富。《中国分省医籍考》作者郭霭春先生曾将王霖的《历代医学书目》一书断为亡佚之作而十分惋惜,慨叹不已。不料此书在苏州市中医院图书馆古书堆中深藏不露,千呼万唤方才面世。现已经修缮装裱,面目一新,是中医学研究中的一大幸事。郭先生得悉后,倍感欣慰。

回首汗牛充栋的吴医古籍,由衷地感谢先人们对后代子孙的无私馈赠。今天,我们正在讨论吴门医派的战略研究规划,这些古籍是我们对中医文化进行历史研究时最珍贵的遗产,也是我们苏州人民的福泽。

(2)《吴中医集》的完成

吴医古籍的宏富蕴藏与存世现状,激发了吴中医学的研究者。在这些珍贵的医学著作中一部分吴医古籍虽然经过多次印行,但仍不能满足社会日益发展的需要。其中许多善本、孤本、稿本、抄本,乃至罕见的稀有刻本,有的长期深藏于少数图书馆中蒙尘搁置,有的藏匿民间,很有散佚可能,使人担忧。

中医药学是我国医学科学的特色,也是我国优秀文化的重要组成部分,不仅为中华文明的发展作出了重要贡献,而且对世界文明的进步也产生了积极影响。挖掘中医药学伟大宝库,整理前人的宝贵经验,一直是中医药事业中不可缺少的一项重要工作。古籍如果不及时抢救出来,将会造成不可挽回的损失。就苏州来说,抢救整理吴医珍本古籍是一项历史责任性工作,是关系到振兴苏州中医,继承发扬吴中医学传统特色的一件大事,具有深远的现实意义和历史意义。

1986 年 6 月,江苏省卫生厅、江苏省中医药管理局联合江苏科技出版社和苏州市卫生局,共同讨论如何整理出版吴医珍本古籍的问题,最终取得了一致性意见,认为将这一承前启后、发展中医的工作做好,对子孙后代是一桩功德无量的善举。于是,决定由江苏省中医药管理局、苏州市卫生局拨出专款组织整理校注一部吴医古籍丛书,并委托苏州市中医学会成立了《吴中医集》丛书编写委员会。

编委会聘请了南京、苏州的著名老中医、专家、教授组成顾问组,负责审阅和专业咨询。由热衷于中医事业,熟悉吴医古籍,并且具有编校能力的中青年中医师组成编写组。

这个决定得到了省内外中医界同仁的普遍关注,引起了社会的极大反响,有关领导及舆论都给予高度赞扬。一时间来信来函热情提供资料的人员为数不少。这项工作展开伊始,就出现了好的兆头。

顾问组汇聚了省内中医学界的权威与耆宿如吴考槃、干祖望、江育仁、沙星垣,还有苏州学有专长、造诣深厚的名老中医奚凤霖、吴怀棠、尤怀玉、俞大祥、王寿康、金绍文、马云翔等。

编写组成员有凌国春、俞志高、吴湛仁、华润龄、蒯伟勇、金庆江等。

编写《吴中医集》在吴中医学史上尚无前例,编写组人员慎重行事,对吴医古籍存世现状进行了较为全面的研究和整理。他们从中选出具有一定学术价值的珍贵版本,作为首选书目,对于一些经久不衰,负有盛誉的吴医代表性著作,虽经多次刊印,这次也适当收入,力求《吴中医集》能体现出地方性、学术性、完整性的编纂宗旨。

编写组议定了详尽的搜求古籍版本的线索,北上京津鲁皖，南下沪浙等地，凡有关吴医古籍藏书的图书馆以及私人收藏者，都成为走访征集的对象。在苏州新华书店古籍部首批收购到了一定数量的木刻版本，包括《张氏医通》、《世补斋医书》数部医著，都属较好的版本，这样使得编写工作具备了良好的基础。捕捉有关信息，对可能藏有医古籍的个人说服动员，鼓励他们给予合作，或租借，或转让，一段时间以后，收购租借到线装古籍5种32卷。其中有乾隆年间的《温热暑疫全书》、《痧疹一得》和《医学蒙引》等抄本。这些较好的版本，弥补了图书馆资料不足的遗憾。

编写组人员将搜集到的古籍复印、抄写、装订、分类整理。他们冒着严寒酷暑，夜以继日，克服种种困难，完全沉浸于强烈的事业心和自发的工作热情中，历史使命感驱使他们废寝忘食地工作。

对于一些应收而未能到位的善本医籍，在不能复印的情况下，只能徒手抄写。一字字，一句句，数万字乃至十数万字的篇幅，一一抄录下来，付出的人力物力以及工作时的紧迫感难以言表。

整理点校工作有序展开，在宁、沪、苏等地邀请有一定学养的中医学院教授及临床医院的专家们，在编写组提供有关资料的前提下，签订点校合同，在工作中保持联系，定期走访，确保工作的质量与进度。

《吴中医集》原定收录书目86种10个分册共约600多万字。在工作中不断听取各方面意见，进行了几次调整与修改，最后确定在基本保持《吴中医集》原貌的前提下分列医经类、温病类、临证类和方药类四个分册，共计收录吴医古籍42种，

515万字。《吴中医集》前后历时8年完成。这是吴中医学史上吴医研究的开创性工作,也是吴门医派同仁们通力合作的成果,为吴中医学的深入研究奠定了基础。编写组的同仁兢兢业业,鼓其余勇,在《吴中医集》编写成功后,又相继编著了《吴中名医录》、《吴中十大名医》、《苏州市老中医经验文集》、《吴医荟萃》、《奚凤霖医论集》、《吴中秘方录》等系列吴医研究著作。这是一项极具历史意义的工程,为当前进行的吴门医派研究开辟了道路,提供了极为详尽的资料和十分丰富的内容,作出了不可磨灭的贡献。

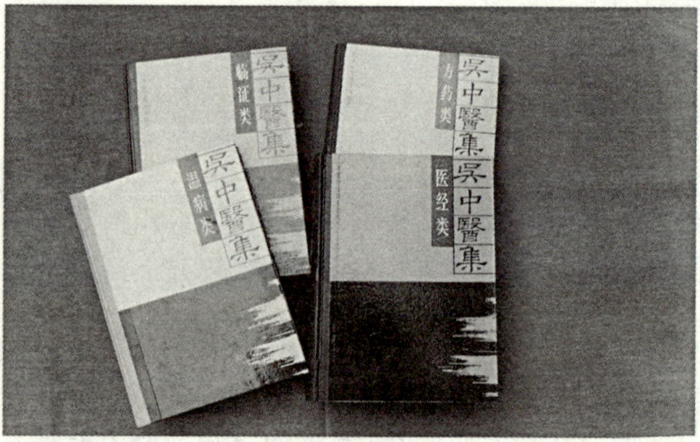

《吴中医集》问世

《吴中医集》于1995年获得华东地区科技图书二等奖,在新加坡、马来西亚、香港等地区发行后,受到读者的青睐,产生了很大影响。

6. 苏州创办的中医学杂志

(1)《吴医汇讲》

《吴医汇讲》是我国最早的一本医学杂志。相传清代苏州名医唐大烈很早以前就想办一种书刊,作为中医界学术思想相互交流的方式。经过一段时间的酝酿筹备后,终于编印出版了《吴医汇讲》。

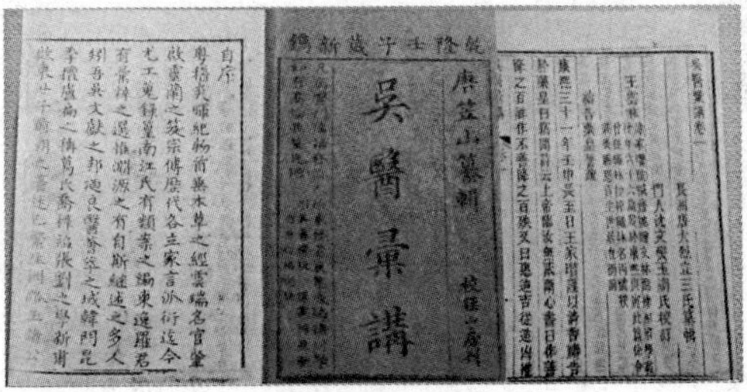

《吴医汇讲》

清乾隆五十七年(1792)某日,在唐大烈的家门前贴出了一张告示,说明自己有编印书刊、广泛征稿的设想。"凡属医门佳话,发前人之所未发,可以益人学问者,不拘内、外、女、幼各科均可辑入。若是人云亦云者因旧籍已多,则不复赘。凡高论赐光,随到随镌,不分门类,不限卷数,不以年龄序先后,也不以先后受限制,以冀日增月益,可见大观。""或尊居远隔,并不妨邮寄寒庐,而登梨枣。"这是一篇情文并茂的征稿启事,当时称为编辑凡例,后来经过文字加工后刊登在第一卷卷首。在凡例中唐氏还提醒读者注意盗版翻刻,辨别真伪,"凡新书一出，坊间每即翻刻，虽云必究，然而此弊久远矣。……购阅者须认本堂原版，乃得卷以日增。若夫翻刻之本焉能随补随翻，决非全集，愿诸公辨之”。可见，造假之风自古有之。

《吴医汇讲》系中医类刊物，是采集吴医论文作品的汇编，它的出版受到了中医界的广泛欢迎，也反映出乾隆年间吴中医界人才辈出、学术争鸣的盛况。

刊物自 1792 年起至 1803 年止，历时 11 年，每年 1 卷，逐年出版，前后共 11 卷，由唐大烈主编。唐大烈编纂此书时已在晚年，学力至深，医律趋细，因此编辑选择也十分审慎。有关旧存见闻篇什及诸同道送来的佳作，唐氏必反复细阅，并与二三老友商讨，审订考据务必精到，然后交付刻印。其苦心孤诣的精神和毅力，令人钦佩和敬仰。

当时的稿件来源主要是吴中地区名医的文稿，收编内容内、外、妇、幼各科都有。编者和读者之间常有通信往来，编辑对稿件润色，决定取舍。发行范围包括苏城内外、城镇和乡村，它是我国最早的医学杂志之一。

《吴医汇讲》所收内容广泛，有叶天士的《温证论治》等医学理论上的著作和论述；有关于“书方宜、人共识”等医德方面的讨论；有关于“烂喉丹痧”等专病的研究；有六味地黄丸、八味地黄丸等方剂、本草的探讨专篇；有治疗虚劳等疾病验方的交流；有古方考据方面的文章；有对书刊的讨论；有医学常识的资料，还有医疗事故及处理经过的记载；等等。在每一卷中都有重点文章，发表独到见解。其中唐氏本人的论著就有 19 篇。据统计，《吴医汇讲》共刊登了 40 余位医学名家的颇有价值的学术文章。

这个刊物的出版，保存了一些极有价值的医学文献。如叶天士的《温证论治》就因为该杂志的登录而得以保存传世，并由此演变成温病学说。书中有关于痧痘麻疹、烂喉丹痧等传染病的讨论文章，所占比重较大，说明了这几种传染病在当时较为流行，因此中医界见证丰富，关注较多，并曾通力协作探讨解难。由此可见《吴医汇讲》的求实精神和吴医的医疗特色。

一时医界撰文投稿十分踊跃，参加交流的有：包衙前的王云林，阊门外下塘街的叶天士，虎丘上塘的陈献传，临顿路的唐大烈，葑溪的孙庆增，葑门外狭河的傅学渊，王天井巷的康作霖，宫巷的顾祖庚，平江路的江朝余，西城桥的唐迎川，饮马桥的蒋星墀，乌鹊桥东的沈受益，吴衙场的周蕴石，长春里的薛鹤山（景福）、薛公望（性天）父子，十全街的王鸣岡，平江路管家园的管象黄，宋仙洲巷的朱应階，海红坊巷的祖鸿范。外埠的如常熟宴清桥的周省吾，淞江南邑的徐叶壎等。

《吴医汇讲》是一份较详尽的资料，它促进了吴中医学的发展，保存了吴门医派的重要文献，是一份十分宝贵的中医历史遗产，张扬了吴门医派中医界同仁编办医学杂志的创举。尔后，民国期间又有《吴县国医杂志》、《医醒》杂志、《吴县医钟》杂志、《针灸》杂志的相继问世，体现了吴门医派学术交流形式的一脉相承。

（2）《吴中医学研究》

到了20世纪80年代，吴中医学的研究向纵深发展，90年代，《吴中医学研究》杂志便应运而生。

《吴中医学研究》是由苏州市卫生局和苏州市中医学会联合主办的综合性中医刊物,供内部交流之用。刊名题签是吴中书法家吴进贤先生晚年的手笔。

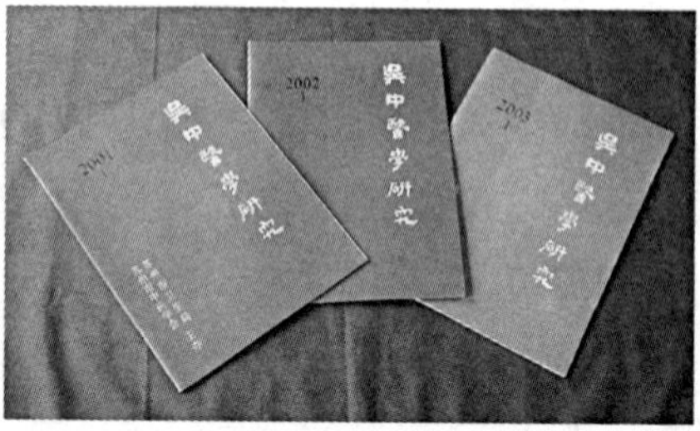

吴进贤手书《吴中医学研究》封面

它的诞生有利于发挥苏州中医药的优势,促进中医药学术交流,有利于继承和发扬吴中医学传统特色,培养中医药后继人才,并鼓励、促进苏州中医事业的发展,乃至促进苏州经济的发展。

《吴中医学研究》的宗旨是:弘扬优秀民族文化,继承发扬吴中医学,促进苏州中医事业发展,冀望吴中医学登上世界医学的圣坛。

《吴中医学研究》贯彻普及与提高相结合,理论与实践相结合的原则,从各个不同角度反映吴中医学的悠久历史和传统特色。

《吴中医学研究》围绕吴中医学这个主题设有医史研究、人物介绍、学术探讨、温病学说、古方新用、名医名著、民间秘方、文物考古、临床经验、科研动态、短篇报道、中医药信息等诸多栏目,使内容具有学术性、知识性与趣味性兼备的特点。文风生动活泼,读者开卷有益。

该刊自 1992 年 5 月创刊以来,目前已发行 17 期,每年刊登会员论文 100 多篇,为苏州中医界提供了学术交流的园地,促进了学术水平的提高,受到了中医界人士的普遍重视和支持。

从《吴医汇讲》到《吴中医学研究》历经两百年,它是吴中医学史的延续,是吴中医学长河中的一朵浪花。

7. 苏州的中医医院

(1) 我国历史上最早的医院

我国的中医药无论是家传、师承,大多以个体行医的形式在民间生存。但是集中收治病人也古已有之。例如,敦煌壁画中有“福田院”、“悲田院”的布局,这是佛教中近似医院的设置。唐朝时称为“病坊”。宋代以“病坊”与“福田院”相称,“处疾病无归者”,以赡养老疾孤穷丐者。以后也有“别坊”、“广惠坊”、“安济坊”等医疗性机构,以形式上看可能都是医院的雏型。

宋绍兴二十一年(1151)京城设置惠民局,并诏示各地都要遵循执行。由政府筹资,选择良医主持,对贫困有疾病者、因旱涝天灾发生疫病者免费施药。苏州的“太平惠民药局”建于宋庆元元年(1195),地址在现在的醋库巷附近。

宋宝庆元年(1225)建有“安养院”,当时的安养院有房屋100多间,占田3顷余,主要收治郡、府、县各地监狱的病囚。院内设有医药熏燎,床褥卧藉,并供给膳食。选良药,集名方,请医师施诊治病。

宋绍定四年(1231)吴渊“出守是邦”,为“推广德意”而建苏州济民药局。元延祐五年(1318)重建惠民药局。

然而正式以“医院”命名的医疗机构,在中国历史上有资料记载的,最早的是苏州《平江图》上有“医院”标志的建筑物。

《平江图》是宋绍定二年(1229)由郡守李寿朋命人绘制镂刻的。在《平江图》的东南方位,有一座古代房屋式样的建筑,上面镂刻有“医院”两字,其位置大约相当于今苏州十梓街中段,现在市司法局的地方。

明洪武年间的《苏州府志》上记载“安养院在州钤厅后,旧曰医院,提举林介建,改今名。宝庆二年八月陈耆卿记”。另在陈耆卿的《安养院记》碑文中有“安养院之成,今已一岁,成而不坠,可百世”之语。由此推算“医院”的创立年代应在宋宝庆元年(1225)之前,当时已有“医院”称谓的机构,后改称为安养院,这是当时官方对医疗性机构称呼的变化。现有资料证实,宋代在苏州设置过的“医院”是中国历史上最早的医疗性机构。

《平江图》碑与《安养院记》碑,今均藏于苏州碑刻博物馆内。

(2)“民国时期”苏州的中医院三度起落

西学东渐以来,中国遂有西洋医院的兴办。为了适应社会需要与生存竞争,中医界内部也曾出现了办医院的想法,以改变中医历代相传以个体行医为主的局面。

近代历史上,苏州最早建立的中医院是在 1928 年 8 月 26 日开诊的。由中医界的季爱人、祝耀卿发起,仿照西医办医院方式成立了“苏州中医院”。门诊分设有内、外、妇孺、咽喉、皮

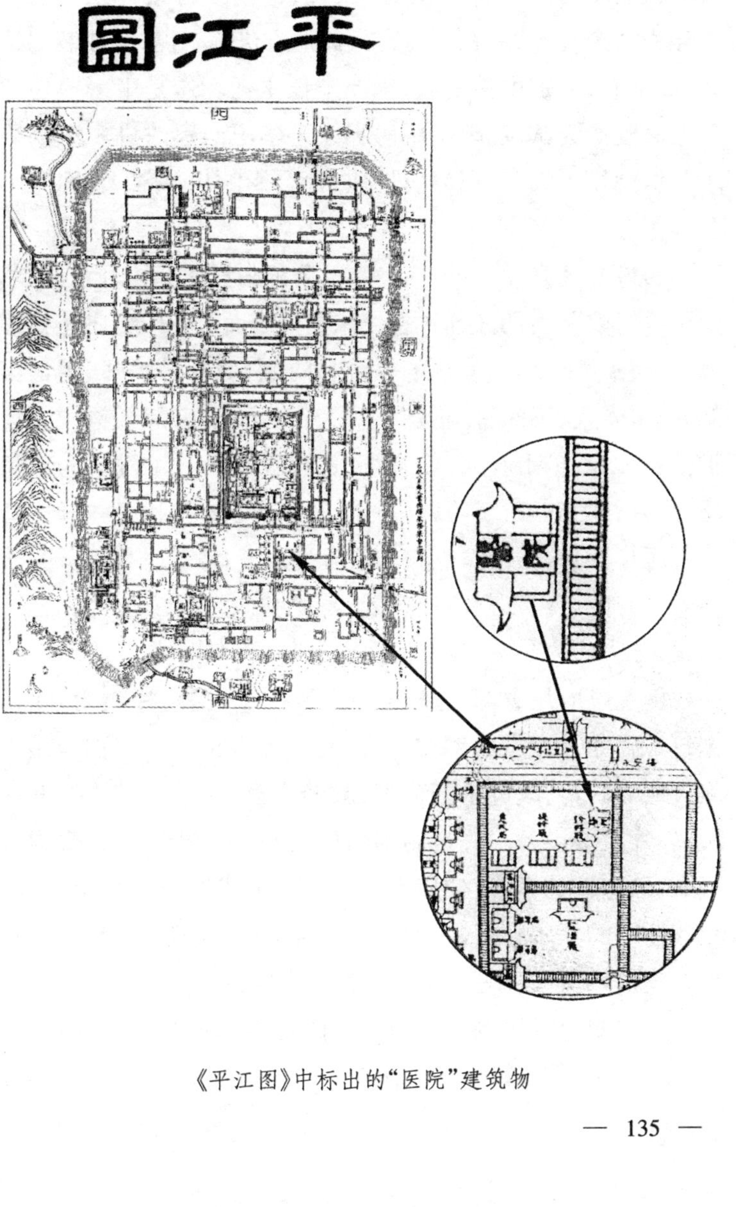

《平江图》中标出的“医院”建筑物

肤、花柳、损伤和戒烟等诊疗室应诊。病人住院也有人看护。有专人监制汤药,诊脉开方遵守古法,其余则学习新法。次年扩充为两个院部,一在天后宫大街地方法院东侧,一在装驾桥巷、田基巷,分别由季爱人、承淡安任主任。这是中医模仿西医办医院的尝试,反映了中医界人士学习西医改进中医的要求。但规模不大,仅属诊所性质,社会影响也不够大,因此不久即停办。

1939年4月17日假西美巷况公祠与江西会馆开张的"苏州国医医院",由伪江苏省省长陈则民出面筹建。延聘了祝耀卿、陈松龄、丁竺君、陈丹华等内、外、妇、幼等科医师,聘请李畴人、宋爱人、王闻喜、马友常等为特约医师来院会诊。并设护士长1人,护士6人,收容病人,附设有药社。院长为唐慎坊,副院长为陈康生(陈则民之子),叶桔泉担任医务主任主持全院医疗业务。开张以后,求治者日众,门诊量平均每天一百多号。曾因床位不敷应用,移址景德路。病房床位达到五十多张,分为头、二、三、四等病房十余间,小有规模。

医院以应用仲景经方诊治为特色,以提高疗效为宗旨。据统计临床治疗痊愈率62%,总有效率为93%。提倡应用价廉效宏的国药,改进中药剂型,减轻病家负担,曾经添置磨粉机、轧片机等设备。并自制国药痧疫水、国产眼药水、安福消炎膏、肛患消肿膏、治疗疟疾的胜奎宁丸、止咳止血的噙化丸、化痰止咳的保尔肺糖浆、治疗胃痛胃酸过多的快胃灵片、治疗赤白痢的痢特灵片等十多个品种的中成药。

医院制定了诊例。施诊为每日上午9时至11时,收号金1角,贫病者可向事务处申请给药。门诊为每日下午1时至3

时，号金 1 角、诊金 2 角。出诊为上午挂号预约，下午 3 时后出诊，号金 1 角、诊金 1 元。如指定医师出诊诊金 2 元，车费一律 4 角，出城加半，外埠面议。可见规定细致与方法灵活。

如病人欲住院治疗者，需经本院医师诊断后向事务处交纳住院费，并填具保单，预交 10 天住院费，按日计算，出院时补差退余。一等病房每天收费 5 元，二等每天收费 3 元，三等每天收费 1 元，药费另外计算。四等病房为免费治疗，专为贫病者提供。病人如需特别看护，每日另收费 4 元。后因医院经费短缺，于 1941 年停办。

抗战后，1948 年由吴县中医师公会开办了“吴县中医院”。院址在养育巷西麒麟巷 10 号，董事长是李畴人，常务董事有朱葆良、马友常、葛云彬、钱伯煊。监察长为侯锡藩，监察为王慎轩、金昭文。董事有尢皞民、沈仲青、沈养吾、周侣安、金识彦、姜南田、承淡安、祝怀冰、奚凤霖、郁司权、唐祥麟、徐蔚霖、张之仁、陆甦世、陈雪楼、陈明善、黄一峰、许伯安、闵蕴石、费浩然、喻伯年、程之万、郑连山、钟平石、谢明德、顾乃绩、顾友权。院长为朱葆良，副院长为葛云彬、钱伯煊，医务主任为马友常，事务主任为朱继良。并特约了一大批社会上的诸科医师，如内科王硕卿、毛惠人、艾南屏、陈辅沅、金识彦、姜南田、祝怀冰、张之仁、张惠安、张子瑛、叶洪钧、蔡育仁、张詠伯、张时应、张道生、程之万、祝耀卿、侯锡藩、奚凤霖、马友常、徐蘅伯、徐瑜若、叶桔泉、樊颂谷、顾乃绩。外科有王寿康、王达云、朱葆良、朱继良、吴一鸣、俞大祥、范文青、耿炳麟、陈明善、喻伯年、杨寿元、蒋颂椒、钱伯煊。幼科有王闻喜、李洪元、汪震远、金昭文、陈协和。妇科有王慎轩、王南山、王雪峰、袁吉人、陈雪楼、葛景川。伤科有闵蕴石、葛云彬、谢明德。针灸科有尢皞民、承淡安、濮清怀、萧见龙。眼科有于崇恕、吴复明、费浩然、潘承杰。笔者不惜笔墨,录下了如上名单,说明当时吴县中医院在社会上有较大影响,几乎囊括了当时苏州中医界的所有知名中医。医院开设的内、外、女、幼、伤、针、眼七科,基础雄厚,人才集中,业务盛况空前。但终因经费不济,管理不善,不久即停办了。

这是苏州中医办医院的早期实践,苏州中医院的三起三落,每次维持时间都不长,这与当时国民党政府歧视中医、排斥中医的政策有关。当时中医界只有少数名家能够维持业务,一般中医处境都十分窘迫,个别的甚至还处于饥寒交迫的地步。因此有的改弦易辙,弃中从西。有的改行转业,另谋出路。就是企图模仿并尝试开办医院联合中医力量的那些人员,也因为限于经济条件,或办院经验缺乏,旋建旋废,鲜有持久。在解放前夕,中医界每况愈下,处于风雨飘摇之中。

(3) 声名远扬海内外的苏州市中医医院

建国以来,党和政府十分重视卫生保健事业,1950 年第一次全国卫生工作会议后,党的卫生政策深入人心,苏州中医事业从此走出困境,走上了蓬勃发展的道路。

1952 年,由苏州名医曹鸣皋、葛云彬、奚凤霖等发起,苏州市政府决定成立“苏州市中医诊所”,1953 年在瓣莲巷正式开诊,曹鸣皋出任所长。当时内科有黄一峰、奚凤霖,外科有王寿康,针灸科有徐锦如、丁怀仁,伤科有葛云彬,妇科有陈丹华、郑连山、范丽清,儿科有王闻喜、黄玉麐等。名医汇集,疗效亦高，收费低廉，群众信赖，业务蒸蒸日上，日门诊量最多达到 500 号。

随着业务发展的需要，制剂室人员也开动脑筋，群策群力，根据临床有效验方，制成 20 多种中成药以及多种外用敷药、膏药。医药人员互相合作，如摊膏药、磨吹药等都由医务人员利用业余时间自己动手来做，贯彻了“厉行节约，勤俭办一切事业”的方针。为提高疗效，减少药耗，方便群众，闯出了一条确切实用、特色明显的新路。

1956 年，党的中医政策在全国范围内认真贯彻，市政府决定在中医诊所的基础上进一步发展扩大，筹建“苏州市中医医院”。除中医诊所原有的一批名医外又陆续通过选调中医从业人员，吸收社会开业医生和各联合诊所中有一定声望的名老中医进院，于 1956 年 11 月 29 日正式开诊。院址初设在临顿路谢衙前原晏成中学女子部。门诊设有内、外、妇、儿、眼、耳、伤、针、推九科，业务力量配置上名医会集，各显神通，互相协作，各尽所能。内科有黄一峰、奚凤霖，外科有陈明善、王寿康，针灸科有尤怀玉、丁怀仁，妇科有郑连山，儿科有金绍文，眼科有费浩然，耳科有顾君安，伤科有周玲英，推拿科有丁竺君等，集名医于一堂。

苏州市中医院开业伊始，虽然缺少办院管理经验，但依靠领导，依靠群众，集思广益，制定规章制度，逐步完善医院管理，使中医院发挥出中医特色，提高了医疗质量。医院开诊以后门诊量与日俱增，住院病人也经常满额，在病人中树立起了良好信誉，深受城乡人民的赞赏。

1958 年苏州市中医院迁至景德路黄鹂坊桥现址，又扩大招收了内科沈养吾、外科朱筱良等名医，发挥各自特长，完善医院业务，并在医疗、教育与科研实践中全面发展，成为最早接受南京中医学院毕业生的实习基地。一时业务兴旺，欣欣向荣，这是中医院建院以来的全盛时期。

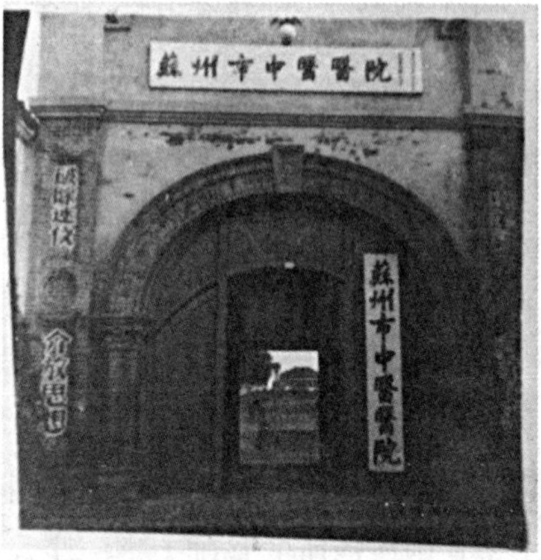

苏州市中医医院原貌

以后的“文革”十年给苏州市中医院造成了严重创伤，百废待兴。改革开放以来，医院的工作重点集中到医疗预防、科研教育以及继承发扬祖国医学，坚持以中医药为主的办院方向上来。从整顿医疗秩序开始，引进人才，合理配置功能科室，完善病房设施，发展特色专科，把中医院的医疗科研水平推向更高的层次。

为了适应临床的实际需要，强调发挥中医特色，医院在诊断上采用中西双轨诊断法，治疗上则以中医药为主，充分发挥中药优势。20世纪80年代以后，更加重视发挥科研的力量，借助现代科学技术，在继承的基础上，开展中医药的临床和基础研究工作，加快了医院建设的步伐。

改革开放的基本国策，带来了中医药事业的深化发展，解放了人们的思想，强化了“科技兴院”的观念。

苏州市中医院有丰富的历史积淀，拥有黄一峰、奚凤霖、陈松龄、叶孝曾、金绍文、顾君安、丁怀仁等一批学验俱富的省名老中医,在社会上有较强的吸引力和广泛的群众信仰基础。他们丰富的医疗经验和较强的学术水平是医院的一份宝贵财富,为中医院的继续发展奠定了基础。他们的传人在临床上努力发扬中医药优势,弘扬中医药特色。

现代医学科学发展,对中医药造成了强烈的冲击,只有开展中医药的现代化研究,才能真正地保存中医,发展中医。苏州市中医院面向现代化,加强内涵建设,开展了一系列发扬光大中医的工作。

医学的进步是以专科建设为导向,重点专科的学术水平代表了医院整体学术的发展。

消化内科是省重点专科,自黄一峰开创以来,经过几代人的努力工作,会集了一批中高级专科人才,对消化病有完整的治疗方案与浓厚的治疗特色,已达到了一定水平。

黄一峰研制的胃炎丸是他花了毕生精力而取得的学术成果,在临床上广泛应用,屡治不爽。为了提高中医药科技内涵,揭示其作用机制,消化内科开展了“胃炎丸”对胃肠道动力学及消化道激素的研究。通过科研课题的运作,从不同角度阐明了其作用原理以及药理机制,为消化内科的发展插上了腾飞的翅膀。

伤骨科是卫生部属骨伤科培训基地,有高级中西医结合的学科带头人,具有传统的骨伤治疗特色。他们采用现代科学技术进行骨伤疾病的生物力学原理研究,发展了中医传统手法,提高了临床有效率,使重点专科特色水平处于领先地位。

由此出现了医院有重点,科室有特色,人员有专长的欣欣向荣的局面。目前,苏州市中医院拥有床位 350 张,年门诊量

45万人次，10个病区，30多个专科门诊，自制中药品种达250多种。1994年通过了“三级甲等医院”的验收，并被列入“全国示范中医院”行列。

苏州市中医院图书馆还具有丰富的藏书量，享誉全国。馆藏中医古籍医书2500多部，2万余册，内容涉及到内经、伤寒、金匮、温病、本草、养生以及临床各相关学科。其中颇有价值的有明抄本1部2册，明刻本12部87册，清抄本5部27册，稿本2部11册，善本28部202册，有的属海内孤本，这是中医院又一笔巨大财富，有待后人进一步开发利用。

从20世纪60年代起，苏州市中医院开始接待来自世界各国的外宾参观访问。中医院曾受命派出医疗队赴蒙古人民共和国、西亚和非洲等国家进行医疗活动。近年来，先后与日本、加拿大、澳大利亚、美国、法国、德国、新加坡以及香港、台湾等国家和地区的医疗、科研单位进行学术交流。

展望历史与文化发展的前景，吴中医学又一次面临历史性的机遇，进入了一个新的历史发展时期，中医院正不断发展服务领域，弘扬光大，造福人类。

8. 苏州的中医学研究

(1) 苏州市的中医学会

有史以来，中医以个体行医的形式生存于民间，明清时期达到中医鼎盛阶段。随着社会的进步，中医也有互相交往的需要。1915年中华医学总会建立于上海，领一时风气之先。

苏州中医的日益发展,中医人员的增多,自然产生了中医行业的学术团体活动。苏州最早的中医组织是在1921年建立的吴县医学会。会长张绳田,副会长顾允若。后曾改名为吴县医学协会。1926年又成立了神州医药会吴县分会,会长顾子选,副会长顾怀泉、郁耀章。会员众多,不仅有开业中医,还有药业界如沐泰山堂、良宜堂、乐寿堂、宁远堂等人员加入。1927年北伐军南下到达苏州,各行各业纷纷成立了职工工会,中医界成立了苏州中医协会,推选李敏斋为主席。但这个组织比较松散,内部不够统一。后来,神州医药会吴县分会、吴县医学会、苏州中医协会于1927年合并成立了"吴县中医公会",在城区仍设三个区部,选举执行委员各10人。但在开展活动时,与1928年成立的"吴县医学研究会"不相协调,以致纷争不休,导致会务活动断断续续。后经江苏省民政厅出面干预,进行协调,遂于1930年9月统一成立"吴县国医会",推选执监委员78人,互推各股主任。至此,吴县中医从形式上有了统一的组织。其间曾开展过暑期义务诊疗、出版定期刊物等活动。后因抗战爆发,组织星散,遂告解体。抗战胜利后,吴县国医会被"吴县中医师公会"所代替,理事长为季爱人。

在民国时期中医组织历经沧桑,聚散不定,纷纭不断,民心离析。而当国民党政府明令取缔中医时,基于中医界的同业利益,医界同仁遂团结一致,展开了一系列的对抗、请愿、争取活动。如1926年12月15日吴县医学会曾推派两位代表赴沪参加上海、江苏中医联席会议,讨论关于拒绝中医登记的议题。1928年4月20日苏州中医公会会员联名向市政府、市政筹备处、公安局部门请愿,反对考试。1934年6月10月,吴县中医公会公布抵制国民党政府限定中医在10月10日前检定的两条对策。7月1日,江苏省的中医代表集中于苏州开会,讨论关于政府检定中医的对策。1935年11月10日,吴县中医公会召开执委会,决议通电中央执委会,敦促迅速给予通过中西医平等待遇的动议,并吁呈全国中医一致响应。抗战胜利后,吴县中医师公会开办了中医讲习所,选举中医丁友竹(女)为国大代表,力争中医的合法权利。

在中医历经的风风雨雨中,值得记上一笔的是“医钟社”的活动。20世纪30年代之际,由于外来的文化侵略,宗教广泛传播,西洋医药长驱直入,当时的国民党政府当局则推波助澜,藉此奉行扼杀中医的政策。“医钟社”由苏州中医药人士项印石、吕式桥等发起,基于保护国粹,维护权益,奋起抗争的原则,于1934年下半年以结社形式,亟力唤起同仁的警惕与关注,取“寒山之钟,可以振声。愚公之为,可以立志”旨意,遂取“医钟”为社名,参加的社员有75人之多,大部分为中青年医生,一致公推项印石、吕式桥、程思白组成主席团。并且创办吴县《医钟》杂志。针对1933年国民党政

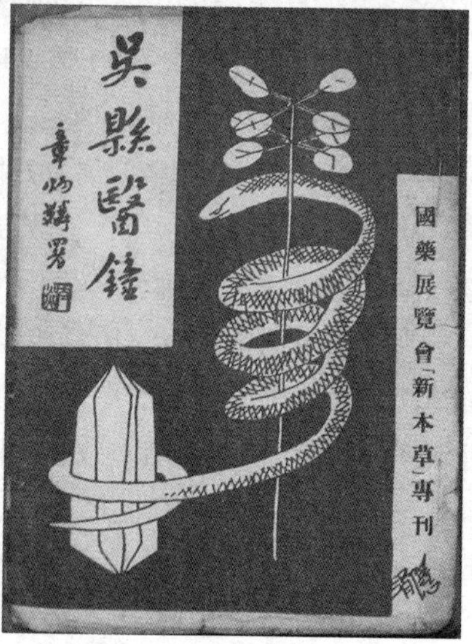

章太炎手书《吴县医钟》封面

府立法院通过的《中医条例》,载文揭露,呼吁中医同仁发奋图强,团结抗争。最后终于使该条例胎死腹中,避免了中医的一场灭顶之灾。

医钟社面对当时社会上假药充斥,扰乱药业,危害市民的时弊,于 1935 年元旦假座苏州宫巷乐群社举办了“国药展览会”,历时 7 天,盛况空前。据有关资料记载,当时的参观者日逾数千,苏州市民倾城而出,轰动一时,诚为苏城奇观。南京、徐州、镇江等地人士亦有闻讯而至参观考察的。展品琳琅满目,有千余种之多,其中还有水安息、雄精盃、犀角、羚羊角、脆蛇、奇南香等珍贵稀有药物,展览期间还向来宾赠送药品。这次展览会的成功举办对弘扬中医药,扩大影响力,针砭时弊,杜塞漏卮,具有巨大的作用。尔后,医钟社又编纂发行了《新本草》专刊,推广介绍中药知识,取得了较大的反响。为了进一步争取社会舆论广泛支持医钟社,他们还运用电台、报纸等媒体不遗余力地加以宣传。如每周一、四下午4:30~5:00在胥门久大电台编排专题节目,播送中医药常识。每月 5 日和 25 日在《苏州明报》开辟《医钟副刊》专栏,介绍中医药知识。当时,中医界同仁可谓极尽各自之能,做了相当多的有成效的社会宣传工作,为苏州的中医事业既鼓又呼,鼎力张扬。

1950 年 3 月,苏州市中医工作者协会成立,在特定的历史条件下开展了承前启后的工作。是年 11 月初召开了会员代表大会,选举了曹鸣皋、张之仁和王慎轩为协会的正副主任。对全市的会员进行了统一登记与审查,拟订了协会章程草案。当时登记会员共有 499 人,协会办公地址设在西麒麟巷。协会曾协助苏州市卫生局开展中医管理工作,为服从当时革命的需要，还曾选派中医人员60名参加军事干校、革命大学及南下工作队工作。

新中国成立后百废待兴，中医工作也需要整顿发展。全国许多省市筹建医学院和中医学校，十分渴求人才。吴医名声播扬，根据要求苏州组织选派了数十人支援镇江、南京、安徽、北京、大连等地的医学院校的建设。如苏州名医金昭文、钱伯煊、葛云彬等参加了北京中国中医研究院的筹建；曹鸣皋、陈丹华、朱启明、施和生、朱秉宜、沙星垣、马云翔、宋爱人等参加了南京中医学院和省中医院的筹建和中医教育工作；钟平石受派到安徽中医学院；曹仲和选派到大连医学院；王慎轩任教北京中医学院。这些名医业务精良，造诣亦高，后来都成为当地名闻遐迩的教授与专家。同时，由于他们的工作，吴门中医进一步播散到各地，他们是弘扬吴中医学的先行者。

在党和政府的中医政策指导下，中医工作欣欣向荣。百花齐放、百家争鸣的方针鼓励了学术的发展，随之形成了较大规模的学术团体活动。1963年12月22日召开了苏州市中医学会成立大会，宣告了苏州中医界统一的学术团体的诞生。会上通过了苏州市中医学会章程，选出了黄一峰、陈明善、吴克潜等17人组成的第一届理事会，并设立组织、学术、宣传三个部门组成内妇儿、外伤五官、针灸推拿三个专业组。中医学会组织全体会员服从党的领导，办好中医医疗机构，发扬中医学术特色，为社会发展和人民的健康服务。

“文化大革命”的浩劫，曾使中医学会工作一度瘫痪，一批名老中医成为“反动学术权威”，被打成“牛鬼蛇神”，受到了批判、斗争，有的被迫离乡背井，甚至无奈改行。直到粉碎“四人帮”以后，大家又重新相逢，弹冠相庆。

1978年，苏州市召开了第二届中医学会理事会，并逐渐恢复学会工作。1979年6月召开了第三届理事会，学术荒漠久旱逢甘霖，迎来了“科学的春天”。东风激荡，苏州市的中医学会工作焕发出蓬勃生机，群贤毕至，兴盛一时。在理事会黄一峰、陈明善、吴克潜、奚凤霖、俞大祥等正副理事长的推动和组织下，开展了各种形式的学术报告会与学术交流会，老中医身体力行，言传身教，中青年中医师更是热情高涨，踊跃参与，这是令人难忘的一段时期。

学会在理事会的组织下，各组均拟订学术活动计划，有的组每个月都举行一次学术活动，活动形式以大会报告与小会座谈相结合。

学会还借助社会力量开办了伤科业余进修班、中药业余进修班。并联合苏州市农工民主党支部，共同办起前进中医进修学校，前后招收学员两百余人，顺应了中医事业发展的需要。在那一段时期里中医界涌动着一股参加学术活动的热情，浓郁的学术气氛，纯洁的学术要求，美好的记忆在新一代人心中难以忘怀。

由于长期受到吴文化的熏陶和有吴中医学血缘的承袭，一批具有良好素质的青年中医萌生了研究吴中医学的动议。后来，他们在学会理事会的指导下，开展了一系列的继承、发扬、研究吴中医学的工作。

1985年12月，苏州市成立了青年中医学组，这在全国范围内属较早的青年中医组织。由于具备生气勃勃、积极向上的姿态，这一群体的学术活动十分活跃。当月召开了首届苏州市青年中医学术研讨会，在省内外引发起强烈的反响。尔后，江苏省青年中医研究会、全国青年中医研究会相继成立，“杏林春意暖，喜看新枝秀”，中医界出现了可持续发展的良好趋势。

随后，青年中医学组编纂了《苏州市老中医文集》、《苏州市青年中医文集》，举办了徐灵胎诞生二百九十一周年学术纪念活动，叶天士学术纪念活动等。后来，《吴中医集》的整理出版，以及《吴中名医录》、《苏州十大名医》、《吴医荟萃》等系列研究专著的相继问世，掀起了一浪高过一浪的吴中医学热潮，逐步确立了吴中医学的学术地位，并奠定了今后吴中医学研究的基础。

(2) 苏州市中医药研究所

苏州市中医药研究所成立于1980年，初创伊始以学术整理与中医发展为宗旨。1988年研究所重新组建后，取得了较快的发展。

苏州市中医药研究所依托苏州市中医院，“二位一体”“院所结合”。下设一所六室建制，有基础实验研究室、中药药理研究室、临床研究室、文献资料研究室、骨伤研究室、中药技术改革与开发研究室。吸收了中药、药理、生化分析、同位素免疫等各类中医及相关学科的专业人员，配备了具有科研能力的高级研究人才。并购置完善了一些基础设备，如高效液相色谱仪、液相闪烁计数仪、γ-计数仪、光密度扫描仪、原子光谱吸收仪、全自动蛋白分析仪、多功能显微镜、倒置显微镜、二氧化碳培养箱、低温高速离心机等。使研究所具备了生化技术、分析技术、生物免疫技术以及动物实验技术与部分高精技术等方面的实验功能，让“中医也玩起了实验老鼠”，进行基础研究，并取得了良好的成效。

研究所把中医科研的主攻方向放在提高中医疗效、提高医疗质量上。临床上的疑难问题就是科研的主题，同时研究探索专科专病用药以及特色疗法。研究所借助于现代科技手段与方法，开展对中药药理与临床病证的研究。在不长的时间里使研究所的科研活动进入了连续运转、滚动操作的良性循环。10 多年来，共有省、市级投标课题 32 项，中标课题 16 项，获奖课题 15 项。

在医疗改革的大潮中，人们更关注中医药发展，为了使中医药更健康地走向世界，走向生命科学研究的前沿，研究所正在进行中药开发研究的探索，为人类保健事业作出更大的贡献。

(3) 吴门医派研讨会

吴中医学的研究初具规模，召开“吴门医派研讨会”是中医界的一致呼声，也是吴中医学研究向纵深发展的需要。

1991 年 11 月 28 日至 30 日，由苏州市卫生局主办的“吴门医派研讨会”在苏州举行，大会的宗旨是“弘扬吴中医学传统特色，发展苏州中医事业”。

出席这次会议的有各县(市)区卫生局、市区及各县(市)综合性医院与中医医院的行政领导，以及中医界代表共 80 余人。国家中医药管理局、江苏省卫生厅、江苏省中医学会、南京中医学院，以及苏州市党政领导和有关部门负责人应邀出席了会议，盛况空前。

与会代表在讲话中高度赞扬了吴中医学的历史地位和研究成果，充分肯定了吴中医学的学术成就和传统特色。历史上不同的学术流派，经过百家争鸣，促进了中医学的发展。明清时期吴医温病学派的崛起，吴又可、叶天士、薛生白、王孟英等人的学术思想奠定了温病学说的理论基础，吴医研究应该进一步弘扬温病学说，与现代发病特点结合起来，发掘特色治疗，为人类作出更大贡献。

会议认为，吴中医学是祖国医学中独具特色的医学流派，它不仅在全国，而且在国际上有一定影响。名医辈出，著述丰富，温病学说组成了吴中医学的强大优势。以弘扬吴中医学为立足点，同时要学习和探讨现代科学与中医学的结合，攻克疑难病症，使新一代吴医在素质上、知识结构上和医疗特色上更上一个台阶。

会议期间许多老中医就继承发扬吴中医学，研究温病学说，培养吴门医派后继人才等问题发表了意见，与会代表就中医医院硬件建设与内涵建设的协调统一、相互促进的辩证关系，中医院如何发挥专科特色，扬长避短等问题发表了见解。

会议期间展示了吴医史迹资料与苏州市中医事业发展的大量图片资料。如位于苏州市阊门外下塘街 48 ~ 54 号的清代名医叶天士故居；阊门西街 59 ~ 61 号清代御医曹沧洲故居；府前街天库舍近代名医叶桔泉故居(现已拆除)。以及吴县越溪吴山头张桥村西山堂清代御医儒医徐灵胎隐居地画眉泉别业；吴江八坼乡凌益村田心里徐灵胎墓；常熟虞山舜过村明代名医缪希雍墓等。这些都引起了与会者的兴趣及关注。

会议还就几项工作进行了讨论与决议。如成立吴中医学研究工作小组，讨论制定“弘扬吴中医学、发展苏州中医”的规划，编辑《吴中医学研究》刊物（内部出版、全国交流），设想利用叶天士故居成立中医药博物馆。这些决定对今后的吴医研究指明了方向，促使吴医研究更上一层楼。

9. 苏州的中医学人才培养

(1) 近代中医师承例示

中医学人才的培养，主要以师徒形式行世。大凡名医多有明确的师承传授关系。《中国医学百科全书·医学史》收载的近代著名中医 48 位，其中有师承传授关系的有 32 位，占 67%。所谓“名医门下从学者每岁数十人，求医者朝夕踵门如市”，形象地反映了中医带徒与诊务两旺的景象。而一代名医的学术经验与学术思想也是通过门人后学而广泛流传于世的。近代苏州中医师承关系脉络清楚的如：

内科　曹沧洲　子南笙、黼侯、融甫
　　　　　　　侄仲和
　　　　　　　孙鸣皋
　　　　　　　门人董雪帆、屠锡祺、王达泉
　　　艾步蟾　子南屏
　　　　　　　门人汪逢春——门人赵绍琴
　　　顾允若　子乃绩、乃大
　　　　　　　孙为贤
　　　　　　　门人宋爱人

陈星华　门人侯子然——子侯锡藩
门人李畴人
祝怀冰
凌君畴
张诵清
王硕卿
奚凤霖

沈跃南　门人经绶章——门人沙星垣、沈养吾
吴怀棠、邓元龙
吕一平、奚凤霖

李畴人　门人胡鉴如、耿炳麟、张詠伯、
张晓霞、叶洪钧、张如影、
徐孝如、王卓纯、毛惠人、
陆颂文、龚　正

董幹卿　门人程文卿——子程朝麟
门人钟平石
谢兆卿
黄一峰

儿科　金孝文　子耀文　子浩文　子昭文——子士喜
——孙传湘
子绍文——子士璋
门人陈协和
汪介民
戴大权
程子诚

颜星斋　门人夏承斋、查步斋

叶筱峰　子孝维、孝曾

外科　钱益孙　子伯煊——子孟方、厚安

门人王景绪、金伯恭、

蒋颂椒、陆仲旸等

章治康　门人王有仁——门人钱天心等

陈时荣　子自道

侄明善——门人怀国

伤科　楚秀峰　子纫佩——门人李金富、邬振和等

门人刘济川

葛云彬　子建樑、安樑

女淑芬

门人李宗元、顾大钧、顾尧森

方正修、过　策、张鸿生等

马小岩　子觐侯　子友常　门人徐文华

龚正丰

针灸　九松泉　子少泉　子皞民　子怀玉　媳唐爱梅

子小鹤

女小姝

子怀琛　媳童雪操

子小龙

子怀琦

女怀珍　婿钱春阳

女怀玢　婿刘家华

子筱泉
子绶泉
子圭泉　女月娥
　　　　女裕娥　婿王子义

(2) 苏州的中医学校

1926年,苏州妇科名医王慎轩创办"国医女科函授学社",并且自己动手编撰讲义教材,计有《内经卫生学》等18种课程。前后经历7年,有4届毕业生,达700余人,在全国各省市及日本、南洋诸地都有该社的学生。

王慎轩(1899—1984),浙江绍兴人。1924年上海国医学校毕业后来苏开业,悬壶于人民路幽兰巷。翌年迁西白塔子巷,专业女科。王氏目睹国民政府歧视、排斥中医,以致国医江河日下,立志从传授中医知识入手,冀能振兴中医。

1933年女科医社改为"苏州国医学社",扩大增设了内、外、小儿等科目,聘请前清举人唐慎坊为社长。1934年,遵照教育部颁布的关于私立学校规程取得了中央国医馆备案的合法手续而改名为"苏州国医学校"。

苏州国医学校设在长春巷全浙会馆。内设诊疗室,以供学生实习之用,并有中药材标本室、教室、宿舍、图书馆、阅报室,一应俱全,该校校园颇具园林特色,当时誉为"百年树人之摇篮"。

苏州国医学校聘请江浙名医来校任教,既有中医又有西医。如王慎轩、陆渊雷、余无言、叶桔泉、宋爱人、祝怀萱等。院外实习导师都是苏州社会名医,如李畴人、顾福如、顾允若等。地方办学能有如此师资阵容,苏州国医学校当居前茅。

该校学制三年,1936 年又设立苏州国医研究院,分设内、外、妇、幼四个专业分科研究制,学制 1 年。后因 1937 年抗战爆发,学校中止办学。

全国解放后,中医学与西医学一起列入了教育系统,各省(市)先后设置了中医院校,中医西医共同走上了创造我国新医药学的道路。

10. 近代的姑苏名医

(1) 有苏州"小郎中"美誉的李畴人

在师承关系中,桃李门墙鼎盛一时的近代名医李畴人堪称为苏州第一人。

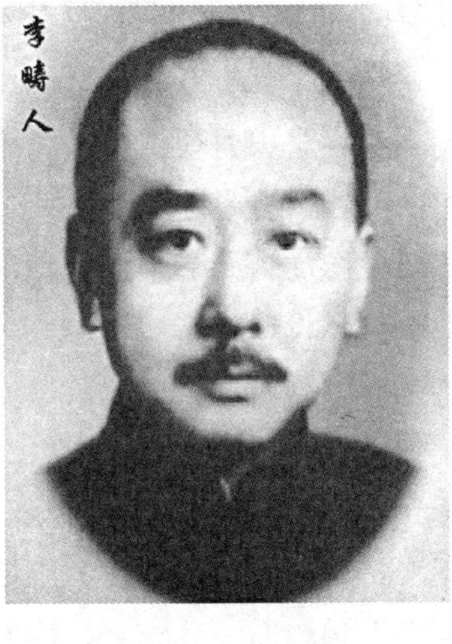

李畴人(1900—1951)

李畴人(1900—1951),师从苏州名医侯子然,与侯锡藩、祝怀冰、奚凤霖等为同门。李畴人勤奋好学,刻苦研究,年未弱冠即能为人治病,尔后声誉鹊起,病家口碑相传,好评如潮。一时有苏州"小郎中"之美称。

当时苏州横泾有一位名医徐子云,医术高明,声誉卓著,专攻内科,擅长伤寒，收有4个弟子：徐芝田、金春田、张绳田、郭青田，名字中皆有“田”字，也有医名。李畴人意欲投拜徐氏门下，但徐子云婉拒不受。后来，李畴人在原来的“寿”字边加个“田”字而成“畴”字，以表达私淑之意。

李畴人善于思考，经常把临床所见加以总结分析；对每一个病例认真对待，丝毫不敢懈怠；对疑难病症，更是谨慎再三。李畴人擅治温热病，对伤寒病独具慧眼。治疗伤寒病最难对付的是肠穿孔与大便出血的变症坏症，医界都视之为险症，治之多感棘手。李畴人根据病情变化，用药制方随之变动也大，对付重症一般上午与下午的药也需变动。他认为所谓的“一帖药”只是对轻症而言，所以有时昼夜之间，根据病情需要用到二三帖才能取效。在治疗好一些危重伤寒病人后，他会表现得很兴奋，甚至夜不能眠，反复地思考和总结，使自己的医术水平不断提高，推向极致，堪称吴门医派的代表人物。

李畴人享誉一方，诊务日隆。在一年三百六十五天里，没有一天可以自由自在地休息。李畴人教导学生说，“生病是没有时间的，病情是不允许耽误的，医生必须是一喊即到的”。这也是他医疗生涯的写照。他的子女在回忆家父时说，看不出他有什么目的，他就是为病人这样活着，从不喊苦，从不抱怨，为病家花去了所有的精力。

他的门诊一天五六十号，出诊最多时也有五十多号。家中备有三部包车，其中两部是快车，在他出诊时学生能随诊，而车夫快跑如飞。出诊除了本邑城内的还有城外乡郊的，甚至有外埠预约的。有一次出诊到昆山，从下午出门直到半夜两点钟才回来。所以学生在回忆随师侍诊时说，候诊病人接踵，老师把脉左右开弓，要求学生书写脉案以及抄写方子的速度快且效率高，否则是难以应付的。

上世纪三四十年代，面对国民党政府摧残中医的局面，李畴人当仁不让，奋起力争，竭力维护。1930年发起组织了"文致社"，1934年秋易名为"医醒社"，寓意唤醒医界同仁，为振兴中医事业奋起力争。1935年2月27日出版了《医醒》杂志创刊号。他待人友善，交往广泛，为人慷慨，非常注意团结周围的医生，相互交流经验。他还是后来成立"同舟社"的积极参与者。在当时的苏州中医界，他对中医公会、协会以及中医的学术活动往往是最大的捐助者。1948年，联合同仁创建吴县中医院，他又付出了极大的精力。

李畴人培养后学十分热忱，诊余课徒不遗余力。他曾编著了《医方概要》一书。该书以汪讱庵、方仁渊所著《汤头歌诀》为蓝本，旁搜古籍，汇集良方共约600余张，提供给学生学

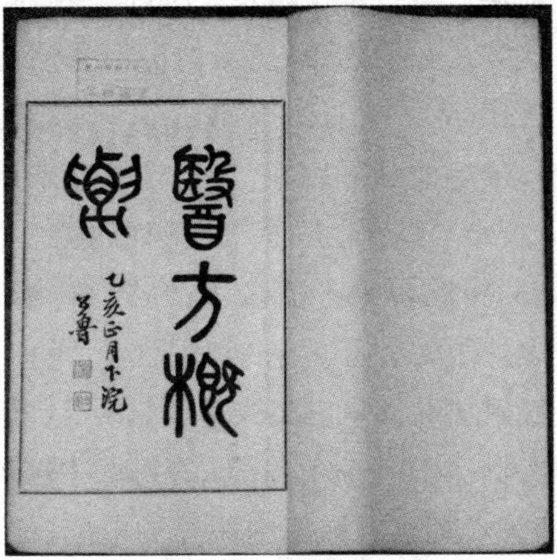

李畴人编著《医方概要》

习之用。另有《诊余集》是门人抄写的李畴人的临床经验，门人人手一册，作为临症指南。在门人随诊时录写的李畴人千数卷医案中，有很多颇有价值的临症经验，未及整理，留存在有心的收藏者手中。他还与名医叶桔泉共同刊印了日本康平本《伤寒论》，作为苏州中医学习的较好版本。

1930年，由李畴人出资刊印了当时罕见的两种医书。一为清陈耕道的《疫痧草》，一为宋薛古愚的《妇科万金方》，为保存古籍、传播学术做了有益的工作。李畴人还秘藏有清同治年间住苏州史家巷的儿科名家陈标的《痧痘金针》稿本。他获此原稿后很郑重地珍藏起来，曾于抗战前夕陆续发表于《医醒》杂志上以广流传。后因抗战爆发，仅刊出两期便中止了。此书在吴门温病学派中颇有影响，在痧痘的诊治方面有较高的学术价值，是一部难得的善本书，现秘藏于苏州市中医院。

在李畴人人生的最后日子里，由于经常诊治一些传染性发热病，积劳成疾。当时又是伤寒大流行之年，他不幸也染上了恶性疟疾，连续几天发热不退，繁忙的诊务使他不能休息，无暇顾及自己，依旧上午门诊，下午出诊。临终的那天，出诊回家已是夜深，最后他躺下后，就再也没能起来，终年仅五十一岁。李畴人英年早逝，他是“病死在岗位上的”。

李畴人培养中医传人不遗余力，在他30年的行医生涯中，门墙桃李多达100余人，这在近代吴医师承中是绝无仅有的，很多门人在解放后都是出类拔萃的名医。如陆颂文、王卓纯、龚正、毛惠人、徐孝序、张汝影等，在苏州中医界享誉一方。

李畴人的医术医德堪称是中医界的楷模。他为人正直，待人慷慨，后人谈及每每有敬慕之心。2000年其家族后裔及健在的门人学生曾会聚苏州，纪念李畴人诞生一百周年，以赞颂功绩，缅怀先人。

(2) 没有名医架子的黄一峰

老中医黄一峰(1902—1990)，在苏州是妇孺皆知的名医。姑苏城内，六县乡村，说到中医看病都会提到黄一峰。

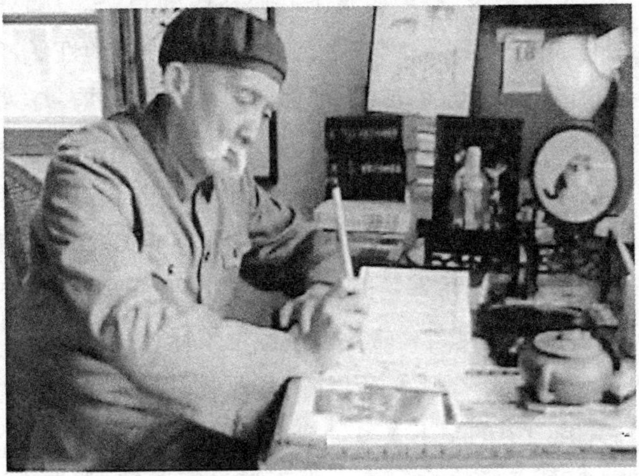

黄一峰(1902—1990)

黄一峰为人随和，待人友善，是一位善良的老人。五十多年来，他几乎每天都步行外出给人看病。不论茶馆、酒肆、浴室、理发店，他走到哪里，就看病看到哪里，而且还热情地为人处方医嘱。有许多苏州人家，几代人都请黄一峰看过病。所以，在他晚年出门时，走在人行道上，乘上公共汽车，或者横穿马路时，都会有一些黄一峰相熟的或并不相识的人来搀扶护送，问候关心，这是黄一峰晚年的宽慰和幸福。

黄一峰早年失怙,继而辍学,与母亲一起料理黄恒昌神帽店(一种祭祀用品)。辛亥革命后,神帽业萧条,又值军阀战乱,疫厉流行,天灾人祸,民不聊生。黄一峰不禁为自己的前途和百姓的疾苦担忧。

黄一峰家住阊门内,与雷允上药店毗邻。当时有一位南京来的中医赵醒民租赁黄家门面挂牌行医,因此黄一峰有较多的机会接触中医,逐渐萌发了弃商从医的想法。在赵医生的指点下,黄一峰自学了《内经》、《汤头歌诀》、《药性赋》等中医基础知识。由于家境贫寒,投拜名师付不起昂贵的学费(当时正式拜师学医要 400 元学费),黄一峰花了 200 元学费就投拜内儿科陈秋孚中医为师,开始了从师学习的经历,后由陈秋孚托他师兄程文卿带教。程文卿是苏州儿科名家,诊务很忙,门庭若市。黄一峰在拜见时正值春节期间,只给了他孙子 4 元压岁钱,程文卿见黄一峰学医诚恳也未计较,隔日便差人带信"叫黄一峰明天来吧"。所以陈、程两位均是黄一峰的老师。

程文卿门下的学生大多是富家子弟,娇生惯养,要到上午 9 点钟才来到老师家中。来后也不随老师看病,常在后房内拉拉胡琴,弹弹琵琶,唱唱戏文。程文卿诊务繁忙,一天有七八十号门诊,黄一峰就利用这样一个极好的机会,加倍努力,每天早早地到来,一刻不停地侍诊抄方,在抄方学习的同时,也分担了老师的辛劳。老师出诊时,他也随行坐船下乡。黄一峰用心学,用脑记,将自己曾经学过的知识与临床结合起来思考研究,触类旁通。程文卿见学生如此用功,也就尽心指点。

有一次,天刚放亮就有一个家长急匆匆从阊门外抱着孩子来看病。程文卿因其他事情通宵未睡，精疲力尽，嘱黄一峰替他处方。孩子患的是肺炎，黄一峰用老师的路子根据症状加减变化，老师也无心修改。患儿服了黄一峰开的药后，翌日就退了热。从此以后，患儿家长就直接到黄一峰家中找他看病。所以在黄一峰学成满师时，家中每天常有五六个病人请他看病。

1928 年 4 月，黄一峰在阊门内下塘官宰弄 3 号挂牌开业。

黄一峰知道自己的学医经历既非家传，从师又晚，苏州城里虽然有很多名医，但拜师学习机会不多。黄一峰意识到向同辈学习是一条捷径，就与当时名医顾福如的门生马友常，经绶章的高足沙星垣两位同辈交往。马、沙两位既有家传，又从名师，都有真才实学。黄一峰与他们在以后的日子里交往甚密，情谊至深，便义结为弟兄。他们每天早上在吴苑茶室饮茶，晚上到清泉浴室洗浴，朝夕相处，促膝交谈。每次都要就几个疑难病例进行切磋，有时还有争论，在三言两语中闪耀出许多真知灼见，黄一峰在其中得到了很多教益。

黄一峰用心钻研医籍，又十分重视实践，一切有效的方法都要学，都敢用，不抱成见，不拘一格，从各方面积累经验，使自己的医疗水平日益长进。他奉行“一切经过实践考验的好方法都应该学用，不能受古法成方的束缚”的原则。

黄一峰以济世为怀，同情贫病。他开诊时收费不过名医的一半，对贫病者还舍诊舍药，不计报酬，病家感恩不尽，求诊者日渐增多。

解放后，在中医诊所到中医院建立的过程中，黄一峰都是创办人之一，并担任第一任中医院院长，直至终老时他仍是中医院的名誉院长。

黄一峰虽然担任了苏州市中医院的领导工作，但数十年来从未脱离过临床实践。由于他德高望重，医术高超，求诊者应接不暇。他除了白天参加查房、门诊、会诊、出诊等医疗工作外，还要分出很多时间答复各地病人的来信，经常工作到深夜。黄一峰治病常能别开生面，屡获奇效，因而多次得到领导的嘉勉。全国各地甚至中央、省、市各级领导慕名来就医者络绎不绝。

有一位首长来苏请黄一峰看病，黄一峰开的方子一帖药只有七角多钱，首长的保健医生怀疑他有没有弄错。因为首长从来没用过这样便宜的药方，过去光用一味人参就要十多元钱。黄一峰实事求是，讲究实效，该首长服药后霍然见效。

陈云同志曾书赠黄一峰一幅对联："删繁就简三秋树，领异标新二月花"。这是对他医术医德的极高评价，也是对中医界的鼓励。

黄一峰始终认为中医药是一个伟大的宝库，取之不尽，用之不竭。他常常对同事与学生说千万不能保守，更不能奇货自居，任何个人的经验和研究都是有限的。黄一峰善于学习，不耻下问，他在马友常处学到名医顾福如治伤寒的路子，从沙星垣处学过名医经绶章的方法，而且对别的名医开出的方子多会细心加以研究。他认为尽管开方时仅差一味药物，但往往就是绝招所在。他常常告诫学生"轻视中医的经验，以简单的方法，从浅从易去继承中医中药，不经艰苦实践，抄近路，反而连基本功也丢了。美其名为现代科学方法，说不定要以小失大"。

曾有一位典当铺经理患肠胃病和心脏病，久治不愈。后来以三百重金请上海名医王仲奇出诊。事后黄一峰索看处方，乃是一张理中汤古方，药仅几味。在这样严重的病况下，用药如此简洁，原来是平淡之处方见真功夫。这又是黄一峰善于学习的一例。

有一患哮喘病的老人，每年冬天都要住院治疗，应用中西药一时难以见效。后用了上海名医章次公的散剂药粉虽有效，但仍不够理想。后章次公去世，求黄一峰诊治。黄一峰就章次公的药方人参蛤蚧散为基础，再补充了紫苑、桔梗、半夏三味药进行标本兼治。病人服后，到冬季就无需再住院了。这是黄一峰的智慧之处。

“文革”期间，黄一峰身处逆境，大批小斗之余，他仍利用病休时间到阊门沐泰山(当时的大庆药店)去，以小学生的谦逊态度，诚恳地向擅长草药治病的老药工学习。口问手记，掌握了一百多味草药知识，整理出两百多张有效方子，广泛应用于自己的临床，获得较好的效果。人们称赞他“放下了名医的架子，打破了传统的框子，走出了革新的路子”。20 世纪 80 年代初，黄一峰对萎缩性胃炎进行了专题研究。精心研制的“萎缩性胃炎丸”中就引用了几味草药，取得了较好的疗效，直到现在，这种胃炎丸仍是苏州市中医院内科的品牌制剂。

黄一峰擅长脾胃病的治疗。他强调“气”的病理变化在疾病过程中的作用，他认为脾胃病的关键就在于人体气机的升降失常，因而在临床上独具匠心地开创了“温开上焦法”、“升降并进法”等行之有效的“理气”治疗原则。他在继承中创新，并在实践中验证。因为他在药方中常用一味紫苑，所以同道们常称他为“紫苑先生”。他虽然业务很忙,还挤出时间不断学习,写出了很多学术论文。经口授由学生整理出版了《黄一峰医案医话集》一书。

1961年冬,黄一峰操劳过度,忽染重疾,突发高烧,经久不退,一时生命垂危。在市委市政府的重视关心下,组织上海与苏州医学专家共同会诊。后经剖腹探查,才发现病因是重症肝脓疡,由于抢救及时终于把他从死亡线上挽救了过来。当时又是三年自然灾害时期,为了保障他的健康与恢复,市政府拨出专项经费为黄一峰治病。对此,黄一峰是感恩不尽的。他常对别人说,没有共产党就没有中医的今天,也没有我黄一峰的今天。我只要活着一天就要为党贡献自己的全部力量。因此一经康复,他便投入到紧张的临床工作之中。

黄一峰的一生是实践的一生,艰苦奋斗的一生。他没有不良嗜好,终生少有积蓄,然而他是苏州中医界学术成就的富翁,赢得了党和人民的信任。他自己总结说:“我年轻时代学医,是因为家穷逼上梁山。现代医学日新月异,我为了不辜负党和人民的厚望,能总结出一点经验,也是把自己逼上梁山。”

(3) 大家风范的奚凤霖

奚凤霖(1917—1996)在苏州是一位名闻遐迩的老中医,他的高超医术挽救了很多垂危的生命,解除了无数病人的痛苦,以致于现在我们仍可以时常听到关于他精湛医道的佳话。他的一生浸淫在中医的学术之中,他为苏州的中医事业做了大量的创造性工作。奚凤霖被病家所熟悉,被同道所赞誉,被领导所推重,是吴中一代名医。

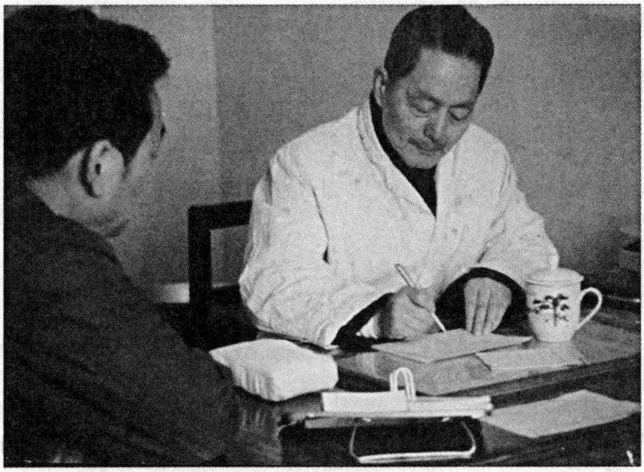

奚凤霖(1917—1996)

奚凤霖从师苏州中医温病名家侯子然、经绶章。侯氏治病长于辛凉清热、导滞攻下之法;经氏则擅用轻清宣化、透卫泄热之药,这是苏州温病学派的典型风格。奚凤霖博采众长,尽得薪传。1937年奚凤霖出师后即悬壶苏州。他诊疗伤寒,屡治不爽,遇有疑难顽症,也能得心应手。开诊未几,求诊者接踵。他对贫病者慨然施诊舍药,驰誉一方。

1947年,国民党政府拟立案废除中医。奚凤霖与苏州中医同仁互助团结,为保存中医,争取生存,做了很多工作,曾结成"同舟社",得到了很多名医的支持。加盟者有李畴人、葛云彬、马友常、朱葆良、金昭文、钱伯煊、祝怀冰、钟平石、程之万、黄一峰、侯锡藩等。"同舟社"由沙星垣起名,意思是同舟共济,克服困难,争取中医的生存和发展。当时常以聚餐等方式进行联络,互相交流,探讨中医,历时3年多。

解放以后,在党和政府的关怀下,中医事业犹如枯木逢春,重获新生。广大中医工作者认识到行医不仅是为谋个人的生存和发展，更应该为广大人民的健康服务，精神面貌发生了很大的变化。1952 年 5 月，由奚凤霖、曹鸣皋、葛云彬等发起，联合黄一峰、王寿康诸同道创建了苏州市中医诊所。从此，奚凤霖从一个私人开业医生进入了集体医疗机构，开始了崭新的工作。

看着中医事业在中医政策的引导下蒸蒸日上，从濒临困境而逐步兴旺发达，中医界精神振奋，情绪高涨。1956 年 10 月在市卫生局的领导下，奚凤霖参与筹建苏州市中医医院。同年 11 月 29 日开院后，奚凤霖负责内科医疗工作。中医事业的美好前景更加激发起他为中医贡献力量的决心。

然而不幸的是，奚凤霖由于疾病缠身，曾先后三次手术治疗。在 1957 年至 1965 年的漫长岁月里，重病中的奚凤霖受到了党和政府的极大关怀，市领导经常到病榻前嘘寒问暖，关怀备至。奚凤霖常常对子女说："我这样严重的疾病，要不是在新社会，恐怕早已不在人世了。"他由衷地体会到没有新中国就没有自己的今天。他在病中阅读了大量医籍，进行深入的学术研究。自那时起，他养成了早上 5 时即起床读书、学习和研究的习惯，直至晚年。

大病初愈恢复工作之际，奚凤霖不顾病后体弱，主动争取下乡，被安排到吴县西山参加巡回医疗。在农村的日子里，无论是严寒酷暑，还是风吹雨打，他几乎每天都翻山越岭，深入乡村，访病问苦，主动热情地为农民服务。有一次隆冬严寒，风暴雨骤，要越过三里多宽的湖面到对岸去巡回医疗，依照惯例，湖面上六级以上大风即要封湖停航。面对风雨，他有点犹豫，但想到巡回医疗的目的，想到农民的期盼，便鼓起勇气，决意过湖，送医上门。后来他设法找到一条渔船，冒着风险渡过湖去。一路上风雨交加，衣履尽湿，但是他一进山村，就不顾劳累，一一为村民看病服务。通过下乡巡回医疗，密切了与人民群众的感情，提高了为群众服务的热情和自觉性，在回城后他还保持着同乡亲们的交往。

在“文革”的劫难中，奚凤霖身处逆境，受尽迫害凌辱，被指控为“三名三高”人物、“牛鬼蛇神”，关进了牛棚。在那些日子里，奚凤霖还去当过住院医生，打针、发药、开饭、送水、倒便壶、洗厕所、拖地板、擦门窗、抬死人，样样要干。面对中医事业遭受如此洗劫，奚凤霖仍认认真真为病人治病。他在逆境中对知识的追求更加执着深切，丝毫没有懈怠，就涉猎能及，对历代各家学说加以潜心研究，特别是对三张（张仲景、张景岳、张锡纯）的学术特点，温故知新，衷“中”参“西”，先后写出了《中西医结合内科手册》、“中医对肺心病的认识”、“温病学总论”、“湿热病篇的分型证治”等著作与论文。

“文革”后坚冰解冻，大地回春。党的政策逐步得到落实，奚凤霖看到了光明的前途和中医的春天。他的思想束缚和精神枷锁解除了，当时虽然已是花甲之年，仍决心以“老骥伏枥之志”，在医疗、教学、科研等方面作出更大的成绩。

奚凤霖在医疗实践中遇到越来越多的疑难杂症，有些疾病中医西医都还没有较好的办法去对付。但他知难而上，从中医一贯遵循的唯物辩证法出发，“古为今用”，参照现代医学科学原理，去探索去研究。因此在治疗心血管病、呼吸病、肝硬化、尿毒症等病方面取得了一定的疗效，写出了一系列临床经验总结。如“中医对冠心病的探讨”、“温病的下法”、“心绞痛的心胃同治”、“活血化瘀治疗肺心病”、“活血化瘀法则概述”等论文发表在各种学术刊物上。还在全国、省、市的学术会议上宣读交流了“中医对冠心病的辨证论治”、“心律失常与中医切脉的相似脉象探讨”、“心力衰竭的理论探讨和证治”、“冠心病的舌诊”、“肺心病的抗感染”等学术论文。

奚凤霖从20世纪50年代起就重视心血管病的中医治疗研究，推陈出新，加以发挥。认为心血管病的病理多为阳微阴弦，心脉痹阻，中气不足，肾气式微。诱发因素可为寒凝、气滞、血瘀、痰浊等。根据冠心病常并发消化道症状的特点，他阐发了心胃同病的机理，从而深化了“心胃同治”的观点。撰写了“论宗气”、“冠心病中心胃同治的认识”、“心胃同治十二法”、“自订建中复脉汤主治心律失常”等颇具见解的论文。其中“冠心病的心胃同治”一文曾获得1979年苏州市科技进步成果奖。

80年代以来的10数年间，是奚凤霖晚年学术生涯中的精彩华章。在这一段时间里，他以中医学会理事长、中医研究所所长的身份，开展了一系列振兴中医、弘扬中医的卓有成效的工作。表现出他既是一个学术造诣较高的中医专家，也是一个自觉的优秀的中医活动家。例如，1980年6月召开中医学术年会时，共收到论文269篇，他将其中82篇汇编成年会论文选，并邀请南京的孟景春、北京的钱伯煊来苏考察并作学术报告。

1981年4月，他倡议筹办了苏州市中医业余进修学校，自任校长。针对当时中医队伍后继乏人、后继乏术的状况，培训和提高中青年中医药人员的水平。在开办的最初三年时间里，先后有200多名中医药人员参加了学习进修。

1981年5月，中医学会与农工民主党苏州市委联合举办医学讲座，邀请江苏省中医研究所妇科专家孙宁铨主讲“活血化瘀法在妇科领域的异病同治”。

奚凤霖有感于中医后继乏人，慨叹老中医年事均高，以抢救老中医学术财富为宗旨，从1981年5月开始，他不顾自己年高体弱，对苏州籍的六十岁以上的老中医，分别上门走访与联系。由于他长期热心于中医工作，活动联系较广，和苏州的大部分老中医多有交往。他又有相当的学术地位和影响力，这一项开拓性的“抢老”工作非他莫属，由他出面做工作，容易取得合作与信任。对于支援外地的苏州籍老中医如南京的叶桔泉、曹鸣皋，大连的曹仲和等他也进行面邀或函请。要求他们将数十年积累起来的丰富的学术思想和宝贵的临床经验撰写成文字，并同步录音，翔实记述。对已故的老中医如钟平石、陈明善、王满城等，则由其亲属或学生根据手译遗稿整理成文，得以留存。1983年11月，由苏州市中医学会组织人员将这些资料汇编成《苏州市老中医学术经验论文集》一册。全书集内、外、儿、妇、针、伤、推各科内容，计62篇文章。所集论文学术思想丰富，内容精湛，是解放以来一代中医的学术结晶，是苏州市中医界的一份财富。

1981年10月，由奚凤霖任班主任的苏州市中药业余进修班开班，学员为市内各级医院中药房职工和中药店人员，先后开办两期，学员有100余人。

1982年，为了提高在职中青年医师的基础理论水平，继承老中医的学术经验，在他的倡导下，由中医研究所组织了仲景学术研讨班，市内各医院的30多位中医人员参加了学习。

大家对张仲景《伤寒论》、《金匮要略》两部经典医籍逐篇逐条研读，编印讲义，分组讨论，进行发言。学习班历时一年半，在省内产生了较大的反响。

1982 年 12 月，中医学会与农工民主党苏州市委联合举行中医学术报告会，由南京中医学院陈亦人教授作“厥阴病篇析疑”的讲座，徐景藩教授作“关于胃病诊治”的讲座，参加人员有 200 多人。

1983 年 1 月，他主持了重庆市中医研究所所长黄星垣教授“关于开展中医内科急诊治疗”的学术报告会。

1983 年 5 月，他主持了江西中医学院副院长张海峰教授的“肝病的防治”学术报告会。苏州市区以及常熟、吴江、吴县、昆山、太仓、沙洲的中医人员 200 多人参加了会议。

1983 年 9 月，在他的发起和推动下，市中医学会联合农工民主党苏州市委举办了“心血管病中西结合治疗专题讲习班”。共举办了 20 讲，地点在政协鹤园会堂。邀请市内外中西医名家作了较高质量的学术报告，学员来自市区、郊县以及邻近省市，听讲者达到 3000 人次。主讲人有苏州的钱大椿、熊重廉、蒋文平、吾柏铭、顾珉、蔡景高、汪达成、丁元珍、俞大祥、马云翔、奚凤霖，南京的傅宗翰、沙星垣、顾景琰，浙江的陆芷青，上海的陈苏生、朱锡祺等。

1984 年 10 月又继续举办了“消化道病中西结合专题讲习班”，地点设在五二六厂招待所。有苏州市(县)和徐州、扬州、无锡等地的中医人员 58 人报名参加。苏州的奚凤霖、陈松龄、尤怀玉、汪达成、任光荣，南京的徐景藩、谢昌仁，无锡的陶念唐、汪朋梅等进行讲授。

在振兴中医,发展中医呼声日益高涨的形势下,奚凤霖于1983年的市人代会上联合20余位人大代表共同提案,为振兴中医事业大声疾呼,提案得到大会赞同。当年10月,市政府召开了首次全市中医工作会议,制定了振兴中医的规划,这是一次中医界的盛会,大大地鼓舞了全市人民和中医工作者,促进和推动了苏州市中医事业的发展。

同时,他还向市内有关机关、社团、工矿企业等数十家单位宣传中医,争取资助,成立了苏州市发展中医科研基金会,为中医学术的深入发展,中医科研水平的提高奠定了基础。

1985年12月,为庆祝奚凤霖行医50周年,在中医院会堂举办心血管病专题讲座,共有十讲。奚老衷"中"参"西",酌古斟今,报告了自己对心血管病的研究成果,发表了许多独特的见解,介绍了临床用之有效的自订验方,为后学授道解惑,这一创举在苏州中医界影响深远。

在这一系列热烈有效的活动中,或由他发起,或由他参与,都发挥出他巨大的个人魅力。毋庸置疑,这一切极大地推动了苏州市中医界的学术发展,提高了苏州中医的学术地位。

1996年1月,奚凤霖罹患新感,夙疾并发,病情十分严重,他预感到自己体力的衰竭,回天乏术。在市政府章新胜市长的亲自过问下,动员他作为接受"保存国家财富"的任务进行治疗。病危期间,卫生局领导到院探望,他向领导表示自己工作未做好,对不起组织的关心,要求在场子女向领导下跪发誓,努力工作,继续把工作做好,报答党对自己的恩情。弥留之间,他还嗫嗫地背诵着古方,闻者无不感动泪下。他的拳拳赤子之心完全融入到了中医学的大海中,随波飘向远方。

五、姑苏中医药业

当人类还在原始生活状态时,就以自然界中的各种动植物为食物,从中摄取能量和营养来维持生存。大部分动植物可以果腹,且无"偏性"。食用之后对身体无明显的生理异常作用,长期食用也无不良影响,因此成为人类的基本食物。但也发现另有一部分动植物存有"偏性",食用后会影响到机体的正常生理变化,引起某些反应,甚至有一定的毒性,这样的动植物便不能作为日常食用的食物。经过漫长的岁月,人们在自觉与不自觉的生活实践中,又意外地发现了有的食物对某些病痛具有治疗与康复作用,以后经过反复实践与广泛传授,人们终于逐步发现了有治疗作用的药物。当时采用天然药物来消除病痛乃至治疗疾病,是没有医学理论指导的,只不过是人们的习惯做法和代代相传的经验而已,这就是中药的起源。

中医中药产生的历史悠久。上古时期就有“神农尝百草”的传说。“神农乃始教民尝百草之滋味,当时一日而遇七十毒,由此医药方兴焉。”(《淮南子·修务训》)

经历了千百年的社会发展,春秋时期终于诞生了《内经》这一典籍,这是一部比较完整的、系统的,而且还可以说是比较严谨的中医理论专著。它已经涉及中药阴阳五味之用,四气升降之性。东汉时期成书的《神农本草经》是一部中药理论著述。它是先人对中药产地、采集、炮制、四气五味、毒性功效、归经应用等方面经验的积累,是我国最早的中药学专著。

从此,人类有了在中医理论指导下防治疾病的药物,这就是传承至今的中药。

古代的医生,都是自己采药、制药、备药,“医者之自备药可知”,所以医、药是不分家的。所谓的“韩康卖药”,其实韩康不仅仅是卖药,他还为人治病。

自宋朝设置太平惠民药局及以后的济民药局面世以来,随着药房的设立,使医与药逐渐分开。“自宋以后,渐有写方不备药之医,其药皆取自肆中,今则举世皆然……最后,而行医者竟不知药。”(徐灵胎语)

1. 吴地著名的中药材

吴中不但名医多,而且吴中医生用的中药也有许多特色。

南北朝时,梁代的陶弘景在《名医别录》中记载:“蜈蚣,生江南大吴,赤头足者良。”《名医别录》是一部有较大影响的本草文献图书。后世遂有“舍苏蚣,均不可用之说”。同时,还有吴唐草、吴葵华等冠以“吴”名的药物，当然是否都属吴地所产，尚待考证。

唐朝诗人王维的“遥知兄弟登高处，遍插茱萸少一人”的名句，其中提到的茱萸是重阳登高思亲的信物，也是一味温中止痛有特殊疗效的中药。中医用之可以治疗厥阴头痛，阳明呕逆，少阴下利，一药治三经病，说明一味茱萸其药性非比寻常。根据《中国药物大辞典》记载：“本品南北皆可，入药以吴地为佳，故名。”

关于茱萸，民间还流传着一个动人的故事。春秋时期，吴国隶属楚国。当时，弱小的吴国每年都要向楚国进贡礼品。一年，使者向楚国进献吴国的特产——中药吴萸。楚王见吴国带来的药草，在诸般金银珍宝中，显得格格不入，认为吴国在戏弄自己，于是十分恼怒，下令逐出使者。吴国使者觉得很委屈，离开王宫后，对楚国一位姓朱的大夫解释，自己献上的吴萸是吴国的上等药材，有温中止痛，降逆止呕的功用，治疗胃痛、吐泻有特殊的效果。因为听说楚王有胃痛的夙疾，所以才带来进贡的。朱大夫听后劝慰吴国使者，送他回国，并把吴萸收下保管起来。过了一年，楚王因感受风寒，胃脘疼

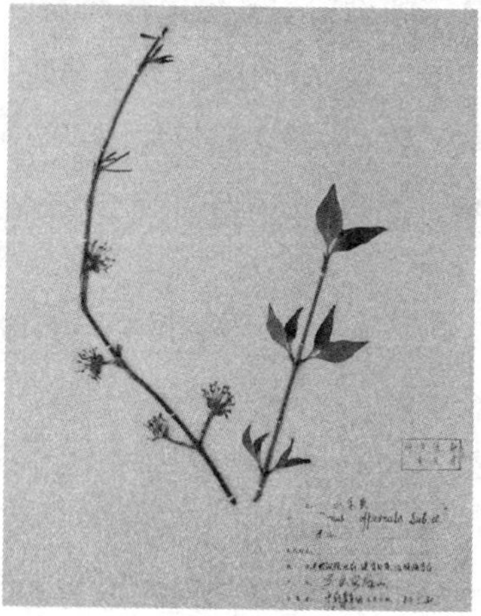

吴茱萸(标本)

痛的旧病又复发了，腹痛如绞，吐泻不止，浑身冷汗，几将晕厥，满朝文武百官、御前群医束手无策。这时，朱大夫将吴萸煎汤，献给楚王服下，片刻之间腹痛就止住了。楚王十分高兴，询问这是什么药，要重赏朱大夫。朱大夫就将去年吴国使者带来草药的事讲述了一遍。楚王听罢，悔惭有加，一边重赏朱大夫，一边派人带上重礼向吴王道歉。嗣后，下令种植吴萸。几年以后，有一次楚国流行疫病，各地都有腹泻、腹痛的病人，楚王便将吴萸发给百姓，挽救了成千上万老百姓的性命。楚国人民，为了感恩朱大夫，便在吴萸的药名中间加了一个"朱"字，改名"吴朱萸"，以后又改为"吴茱萸"。它一直在中医临床上广泛应用。

唐朝时鉴真和尚东渡日本，曾把吴茱萸带到了日本，以后日本也有培育种植，但远不如中国出产的质量上乘。

意大利的著名旅行家马可·波罗在元朝时期曾在中国、日本等地生活过十数年。他在《游记》一书中写到苏州"有许多医术高明的医生"的同时，还提到苏州"城外附近的山上，大黄长得茁壮喜人……也盛产生姜"……由此可见，这两味中医常用的药物，在苏州落户已经有很久远的历史了。

苏州有良好的自然条件，地产药材资源也相当丰富，四小药材(如小草药、小花果、小动物、小矿物)更是盛名于世。此外还有苏薄荷、醉仙桃、九空子、佛耳草、挂金灯、卷柏、穹窿术、灯芯草、枳壳、青皮、芦根、荷叶、绿梅花、芡实、香橼、蜈蚣、地龙、乌梢蛇、珍珠等吴地药材，就是玫瑰花也以"苏地色香俱足，服之方能有效"称誉为上品。因此，苏州中药业的许多百年老店在群众心目中享有良好的声誉。

2. 吴中兴旺的药业

纪元以来,吴中医家活跃在民间,济民治病,消灾救命,大量的医疗活动形成了独具特色的吴医群体,唐宋明清名医涌现。在吴中医学发展的进程中,早期的吴中药业也很兴旺。

初始药事则属于官方管辖,文献资料表明秦汉时的太常寺太医令丞之外有药丞、方丞,是主管药及药方的职司。南北朝时在门下省有太医令兼司其药。至北魏门下省始置尚药局设专职掌药的官员,以后历朝沿革,药事均为官方所掌握。

及至宋朝绍兴二十一年(1151)在京城列置惠民药局,同时诏示各地设惠民局以"局"命名(《宋史·高宗纪》),由政府筹集资金,选择良医,主持其事,对贫困之家及水旱疫病免费施药。那时,在苏州也设置了太平惠民药局,建置年代大约在宋庆元元年(1195),地址在苏州城区醋库巷附近。

宋绍定四年(1231)适逢春疫,吴郡守使吴渊拨动专款,延聘良医,划区分管,家至户到,送医送药,贫病者补以钱粮,医治无效者施以棺木。疫情平息后,恐怕再遇到大疫流行,用药不能得到保障,官方便设置了地方性的常设机构"济民药局",以应付流行之灾。当时药局"为屋三十有五楹,炮泽之所,修和之地,监临之司,库廪庖湢,炉硙鼎臼,翼然井然,罔不毕总"。(《济民药局记》)这是宋元时期官方主办的医药一体的机构。

这里有一段史料说明售药还是以官方经办为主。

吴中名医韩凝,字复阳,元朝时苏州人,家居苏州乐桥。幼承家学,精于医术。张士诚据守吴中时收引士类,但是韩凝隐于民间，不愿出任任何官职，惟行医济世，一时有“中吴卢扁”之声誉。他有一位先祖叫韩琦，是宋朝时天圣年间的进士，曾官至陕西经略安抚招讨使，与范仲淹同名于时，戍边西北。边人曾有谣传唱：军中有一韩，西贼闻之心胆寒；军中有一范，西贼闻之惊破胆。因此朝廷十分器重韩琦。宋英宗（注：1063—1067）在位时曾拜韩琦为右仆射，封魏国公，卒后谥号忠献公。虽然朝廷一向是严禁私家经营药材生意的，但韩家却以售药为业，就因为韩家的国公名重，得到了官方的特许。当时有称之为“韩府药局”的。表明了在药业的官办化制度下，私家经营则是特例，需要具备相当的背景。

又有资料表明宋代（1076）在京城汴梁（今开封）建造了“官药局”，即熟药所。同时在汴梁已有售药的店肆。“马行（街）南北几十里，夹道药肆”（孟元老《东京梦华录》）。

试看，宋人龚明之所著《中吴纪闻》记载，吴中有一朱冲开设的药铺，每逢春夏之交，即出钱米、药物，募医官数人，巡门问贫者之疾，从而赒之，又多买弊衣，择市妪之善缝纫者，成纳衣数百，当大寒雪净，以给冻者。诣延寿堂，病僧日为供应饮食药饵，病愈则已。

朱冲药铺的种种施舍，有兼济社会的积极意义，但也可能是一种商业性的目的。朱氏有足够的能力已舍施医药并救济衣物饮食，经济实力是雄厚的，说明已经有很大的规模。

那么朱冲是何许样人？如果提到朱勔，可能就不陌生了。朱冲、朱勔是父子两人。

朱冲是以小买卖起家的，待到稍有积蓄后，就选择开了一家药铺。他是北宋大观政和年间人，“狡猾而智敏”。北宋王朝后期，宋王朝决策者比较关注与倡行医学，采取了许多发展医药卫生的措施，禁巫兴医力度较大。兴医必然带来兴药，也就有了药业管理上的变化。同时，江南经济开放的早期，药业已经开始走向民间私营化了。由于有较好的经营方法，朱冲的家产越来越丰厚。然而，商人朱冲在发家致富的过程中有了违法的行为，先后两次受到官府的查办，甚至被判刑坐过几年牢。

朱冲出狱后仍以售药为基业。为了取得社会的承认和百姓的好感，他做起了“形象工程”，以施药、施粥、施舍冬衣来笼络人心。他还渐渐揣摩出一套“亦富亦贵”的方法。因为手里有了钱，就可以去结交权贵，通过关系还结交到了京城的蔡京。当时蔡京在朝廷上权倾一时，说一不二。蔡京最后居然被朱冲打动了心，对他产生了好感。于是就布置同伙童贯将朱冲编入军籍中，并且封了一个官职。这样一来，朱冲、朱勔父子一下子从潦倒户成为暴发户，渐渐得道起来。

当时的徽宗皇帝（1101—1125）正迷恋着构园叠石、赏花植树。蔡京就示意朱氏父子设法进献江浙地区的珍异花石来取悦皇上。

开始的时候，朱氏送去了几株黄杨古木，却意外地获得了徽宗的赏识，朱氏不禁受宠若惊，以后就年年进献一些从民间收罗来的奇峰怪石、古木花卉，从小到大，从少到多，只要皇上欣赏，朱氏就不遗余力地去搜求进贡。最后竟发展到用浩浩荡荡的进京船队运送奇石花木，这就是历史上热闹一时的“花石纲”。

朱氏发迹后建起了府第，在盘门营造起“同乐园”（有称绿水园），占地极广，栽种名贵牡丹数千株，每株饰以彩帛，名花有牌,标牌以黄金制作,标以名称。

然而曾几何时,花石纲“役死者相枕籍,吴越不胜其苦”,引发了方腊起义,最后成为朱氏的丧钟。一夜之间朱勔被杀,家人流落街头,有的被流放到荒岛上去。也有人说朱氏子孙后来一部分移居虎丘,仍以种花卉叠山石为业(《宋史朱勔传》、《续资治通鉴宋纪八十九》)。

在苏州博物馆内有一张熟药仿单,是苏州文管部门1978年在瑞光塔中发现的文物之一。仿单系木刻印制的单页,边款有“朱□发熟药铺”字样,是一张皂角丸的用药说明书,相当于现在的药品广告书。根据同时出土的文物分析,推测文物年代当属北宋大中祥符年间(1008—1016),推测“朱□发熟药铺”较之朱冲所开的熟药铺可能要早百年左右。他们究竟有无关系,当待进一步考证。

在曾经繁华的江南也有民营药业的历史。平江城内“平江人江仲谋于府内饮马桥南启熟药铺。绍熙五年(1194)又启肆于常熟梅李镇”(洪迈《夷坚志》)。这也是吴中地区较早的私家药铺的记载。当时药业管理已经发生变化,在经济发达、文化繁荣的平江城内,出现了私营药业的存在,而且已有明确的熟药与生药的专业分工。当时江氏药店已有规模,并且具备了在外埠开出连锁药店的能力。

吴自牧所著《梦粱录》里也有记载:南宋时临安城内药店集中,在炭市一带达数十家之多。

由京城内外药店罗列的情况,可以看出宋代已经出现药业从官办下放到民办,开始有了机制转轨的变化。

如果说当时宋朝政府已经开始了官办药业民营化的转制,

那么全国其他一些城市的民营药业的兴起也就十分自然了。

吴中作为经济发达、文明昌盛、生活繁华的地区，吴门医派的悠远历史及其发展必定会延伸出药业的发展。所以吴中地区药业民营化也就较早，发展较快，这佐证了吴中地区有史以来都是处在经济发展前沿的状况。

据王謇《宋平江城坊考》称，现今的学士街在宋代曾称为药市街，当是药业聚集之地。加上城内的惠民药局、济民药局，药业兴盛，蔚然成市，以致出现明清时期阊门城内城外的药业盛市，也就顺理成章了。

明代，苏州药商大都集中在阊门外运河两岸，市场十分繁荣。在现在阊门外上津桥畔，我们还能看到立有“郝将军卖药处”的碑石。这里曾经是一位姓郝的将军卖药的处所。郝将军何许人士？查有关资料，郝将军乃大明将军郝太极。

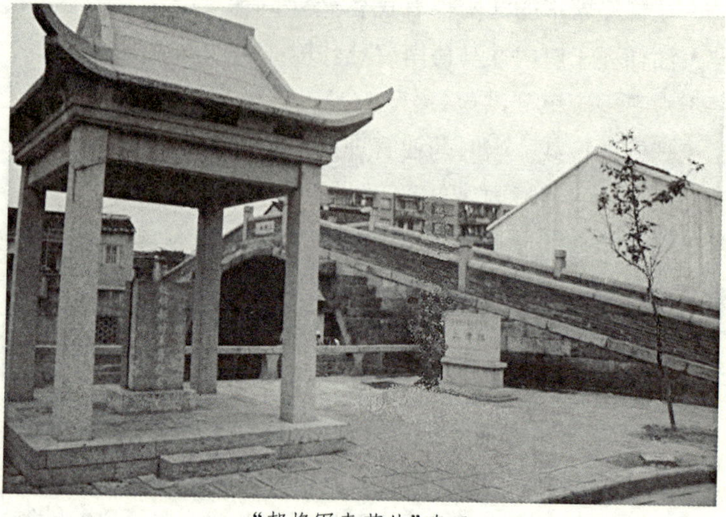

“郝将军卖药处”碑石

郝太极,云南晋宁州人。明天启年间,因守沾益,安蔺之乱,曾著战功。清室入关,以遗臣流寓吴中,且以医隐于阊门外上津桥卖药。

这块碑石由他的同乡,时任苏州邑令李超琼于光绪三十年立,李超琼有诗云:上津桥上水沄沄,药市风情远莫闻。路近留园花舫织,无人解吊郝将军。

民国年间则由民国政府总理李根源立,云南省长周钟岳书碑,这二位也都是郝将军的同乡。

郝太极是明朝的武官,一生战功,作为明末遗臣隐于药市经营生药,是否是践诺了"良相良医"的旨意?

曾有史料表明,20世纪20年代拓宽广济路时,曾发现过郝将军的墓葬与刻有"明遗臣郝将军太极之墓"的墓碑,又闻近期在广济路石灰中弄出土的石棺也与郝将军有关。

这是一段药业史料,奏出了与宋代韩琦元帅的同工异曲。明末时到过苏州的意大利传教士利玛窦说,在苏州"商人一年到头和国内其他商人在这里进行大量的贸易,结果是在这个市场上样样东西都没有买不到的"(《利玛窦中国札记》)。阊门外爱河桥药王庙弄有药王庙,是祭祀药王和药材行业活动的场所。"四方之负药担囊而至者,将贾直定于斯,権衡平于斯,钧石亦正于斯,则可以昭忠信而息纷争。"(药王庙碑记)山塘街自唐代白居易修造以来,一直是充满浓厚风俗和极具吴中特色的胜处,尤其在明清时期,其繁华昌盛,称誉一时。北京颐和园内慈禧花费千两白银"克隆"的"苏州街",就是仿照苏州山塘街的风貌而筑成的。七里山塘一度成为农副产品的集散地,也是中药材的集散地。宁远堂、沐泰山堂、良宜堂、天益堂、颐年堂、同春堂等药材铺行都开设在山塘街及邻近地段。

清代乾嘉年间是苏州中药业的兴盛时期，而且逐渐分化出药材行与饮片店。据说药王庙就是当时药材业同行的议事之所。在清光绪三十一年(1905)，参加活动的药行有43户之多。而饮片行业则在养育巷柳巷三皇庙(祭祀太皞伏羲氏、黄帝轩辕氏、炎帝神农氏三皇)太和公所活动。

民国早期，政府推行歧视中医的政策，中药事业也受到了很大摧残。由于当时西药还属舶来品，价格昂贵，苏州人又都热衷于中医药，因此中医药仍然受到大家的青睐。

3. 林林总总的姑苏国药号

在姑苏城内，中药铺几乎遍布大街小巷，其中有些老店，巍然经历了百年风雨，至今仍置身于街市，驰名于中外。那一方方悬挂在门楣上的匾额往往能使人肃然起敬，在庄重的店堂内，高高的柜台后，有数不清抽屉的"百眼橱"，以及排列整齐的青瓷药瓶药罐，在阵阵药香之中，常使人充满着神秘的遐想。

"宁(远堂)、沐(泰山)、雷(允上)、童(葆春)"素有苏州中药行业四大名店之称誉。其中尤以宁远堂药铺历史最长，它是明代始创的老药店。

宁远堂最早是成氏由明代崇祯十七年(1644)创设于木渎镇，数代相传，至咸丰十年(1860)庚申之乱，成氏弃店，携眷避难苏城。战事平息后，返回木渎，恢复营业，但店已被地痞霸占。成氏后委请段东夏氏相助力谋夺回。几经周折，终于店归原主，但事成后，惴惴不安，深感在当地已难立足。遂于同治三年(1864)迁往苏州阊门外山塘街星桥堍暗弄堂口(今知家栈口)。

夏氏因助成氏夺回原店有功，要求给予酬谢，经协商，成氏将店股分成十二股。自取七股半，奉赠夏氏四股半，从此均依此比例分配股息与红利。

迁徙伊始，为了开展业务，打开局面，新店开张之日，店门前挑起两幅长挂，上书“宁远堂道地药材，宁远堂丸散膏丹”垂于左右两侧，十分醒目，相当气派。檐下设有“本堂创始迄今已有二百余年，只此一家，并无分出”短匾一块，以标明老店的历史与成就。店堂内显眼处一个大秤锤，是老店旧物。秤锤上铸有“宁远”、“成”、“咸丰”字样。新店开张以后，一时业务兴旺，近悦远来，门庭若市，在繁华的阊门山塘商业区影响很大。随着历史变迁，商业中心已经转移，宁远堂业务渐见冷落。目前，山塘长街上还有该店保留，但它已成为便利周围居民百姓的医药连锁店。

据说，苏州还有一家老药铺“朱元善”。它是明朝万历年间的老店，初创于吴县枫桥镇，宣统二年(1910)迁往木渎镇。“文革”前药铺柜外有一块短而阔的招牌，黑底金字，由木渎名医陈杏生之侄陈偕云所书“起首老店”四字十分耀目。下有朱氏相传十代姓名。另有一联曰：“业肇枫江基延三朝，桔井泉生业著千秋。”现今虽然仍有朱元善药店矗立在木渎街头，但已是时过境迁，物是人非。

名播海内外的“雷允上诵芬堂”坐落在老阊门内，是一家具有二百六十多年历史的著名药铺。它与北京同仁堂、杭州胡庆馀堂药店齐名,被誉为国内三大国药店。

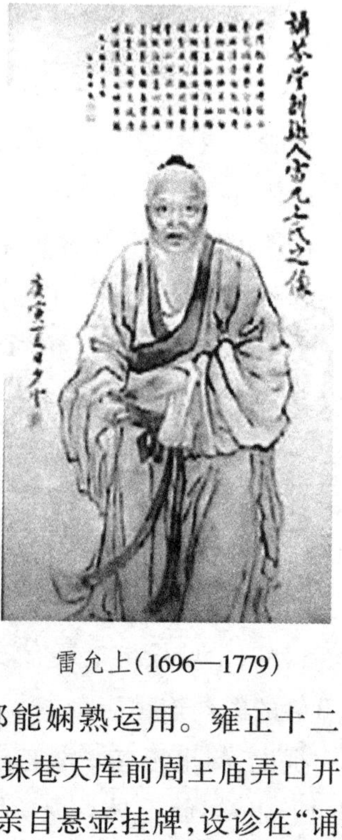

雷允上(1696—1779)

“雷允上”药店创始人雷大升(1696—1779),字允上,生于清康熙三十五年(1696)。雷允上幼年熟读诗书,天资聪敏,颇有才学,尤其钟情于医药书籍。他的父亲在朝做官。雷允上曾两次进京赴考不就,后因病于雍正初年(1723)返归故里。途中历游燕齐深山大川,访医采药,带回了一批名贵药材。回苏后继续钻研医药知识,对丸散膏丹的炼合产生了浓厚的兴趣,并由此弃儒从医投拜在苏州名医王晋三门下。因此,他对医药两门都能娴熟运用。雍正十二年(1734)雷允上在苏州老阊门内穿珠巷天库前周王庙弄口开设“诵芬堂”药铺。不久,雷允上又亲自悬壶挂牌,设诊在“诵芬堂”坐堂行医。雷允上既善医又精药,待人热心,医术高明,治病有方,用药考究,治病辄有奇效。他还能亲司炉台,炼合丹丸。修合的丸丹膏散选药地道,有很多是用麝香、珍珠、西黄、犀角、伽俑香、猴枣、马宝等细料药材加工而成的,所以药效特别灵验。没有多久,雷允上便声誉鹊起。以致人们习惯地把雷允上的医名和诵芬堂的店名连在一起,称为“雷允上诵芬堂”,以后也就习惯地直呼为“雷允上”。雷允上殁于乾隆四十四年(1779),子孙没有继承他的医术,但学到了制作丸散膏丹的秘传技艺,沿袭家业。咸丰十年(1860)庚申之乱,太平军进攻苏州,雷氏子孙将店内贵重细料药材等物分发各房,各自避难沪上。雷氏后裔雷纯一为谋生计,在上海老北门一带设摊卖药。

传说有位姓顾的昆山老人常到雷纯一药摊闲谈,两人十分投缘,成为莫逆之交。一天,老人把一张祖传秘方送给雷纯一,方子由几味名贵药材组成,能治疗疔疮疽痈等症。雷纯一知道是一张好方,但一时没有足够的资金进购药材原料。后来遇到一位姓平的同乡,他表示愿意投资十千文帮助雷纯一。又有一位族人拿出了三麻袋痧药瓶相助。雷纯一手头拮据,惨淡经营,但还是做出了第一批药丸。因为是由六味中药合成,就取名为“六神丸”。用它治疗一些外症内病时,解毒、镇痛、消炎、除肿很有奇效。所以六神丸一经问世,立即声誉四传,雷纯一因此获得了很大的收益。同治二年(1863)便在上海老北门兴圣街(今人民路永胜街)以申号雷允上药店开张面市。三年后,雷氏族人回苏复业。自此,雷允上药店分为苏、沪两家,苏州为老店,上海为分店。

雷纯一回到苏州后,“六神丸”专由雷允上药店发售。同时拟订出一套管理店务和保管秘方的制度。将一张处方的药料各房分开管理,最后由一房合成成药,使得药方不致外传。据说日伪时期,有人企图窃取秘方,终因不能收全处方而没有成功。

雷氏家族为报答平家当初投资相助之恩,一次性付给平氏现银十万两。为了答谢昆山顾氏老人,雷氏把族中一个女儿嫁给老人的外甥彭嘉滋,并拿出一笔资金创办了“纯一中学”,且由彭嘉滋出任校长。

“六神丸”是雷允上的著名品牌,这是一种有神效的中成药,民间常有购买赠人,甚至将此视做雅事。

雷允上制定的店规较严,如职工的膳宿均由店内供给;规定职工必须是本店学徒出身,否则不予录用;雷氏子弟进店当学徒与其他学徒一视同仁;学徒工从“研铁船”、“筛药粉”、“泛丸药”开始;学徒三年期间一律住宿在店,不准擅自回家;学徒进店一律要剃平顶头,吸毒、赌博、配错药者,先动手打人者,轻则训责,重则除名;对家眷住在外地的已婚职工,规定不许随便回家过夜,每人每月只能轮流分三次回家。以上有关规定均明文公布于众。

雷允上药店的进料制度也十分严格。如麝香要用杜字香,珍珠选用老港濂珠。并且各人职责分清,层层监督。无论是店中业主还是进货先生,进货时都有严格的验收制度,凡不符合质量要求的坚决退货。如六世孙雷盘如当时是店主,一次不慎买进了次货珍珠,根据店规不但退货,而且本人被迫引咎辞职。一位进货老先生也买进过次货珍珠,验货部门坚决不收,只得退货。

根据雷氏族规规定,凡族人中充任雷允上药店经理须在前任出缺情况下,先尽长房长孙递充,后由其他族房依次递补。1927 年经理一度空缺,族中“学”字辈的礼大房、耕二房、绮三房、松五房中均推荐不出人选。后经雷氏各房合议,由蕉四房的学嘉(征明)、学乐(显之)分任苏、沪雷允上经理之职。

雷允上诵芬堂成为著名药铺，主要以制度严明、管理严格为保障，精选地道药材，修合遵照祖法。如“六神丸”、“诸葛行军散”、“八宝红灵丹”、“辟瘟丹”、“紫金锭”、“纯阳正气丸”、“小儿回春丹”等各种丸丹，以其神效卓著，驰名国内外。1922年，为防假冒，六神丸以“九芝图牌”注册商标，成为我国工商业界最早注册的商标之一。

六神丸是一颗小小的黑色微丸，状如芥子大小，最早制法由人工手指捻成，后从二指捻改进为竹匾泛丸。20世纪60年代又改为机械化生产，生产工艺大大进步。六神丸具有抑菌解毒、消炎、镇痛、退热等作用，用于治疗烂喉、丹痧、喉风喉痛、单双乳蛾、痈疽发背、乳痈乳癌和一切无名肿毒，都很有疗效。因其制法讲究，质量上乘，效果佳良，多次获得奖。在清代同光年间，雷允上六神丸就行销到日本及南洋等地，影响深远。

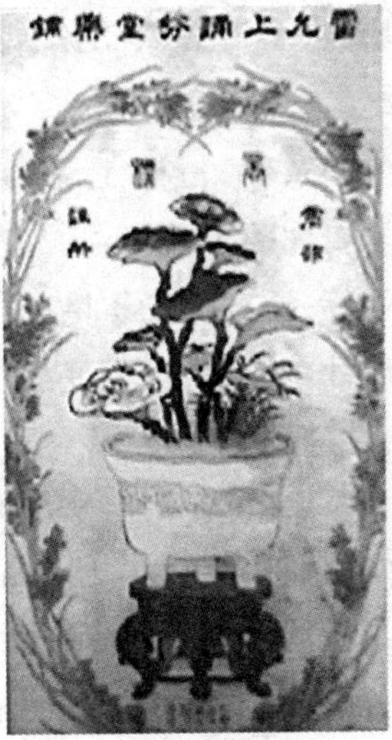

九芝图牌商标

民间曾将诵芬堂美誉为“韩康”，这是一段中药行业“货真价实”的佳话。

相传，古代有个叫韩康的人，精于医道，他以采药卖药为生。市场上别的卖药者常常有以次充好、以假乱真的行为，所以常有顾客为之讨价还价，争执不清。而韩康所卖的药都是货真价实的药材，无需顾客还价。韩康说：“我的药值这个价就卖这个价，这叫做‘真不二价’。”病人服了韩康的药果然见效快，疗效好。于是“韩康真不二价”就这样被传开了，他的生意因此越做越好。以后“真不二价”也被许多药店标为金字匾额，以示药材地道，制作精良，药效显著。杭州胡庆馀堂也有“真不二价”横匾悬挂堂内，横排书写，右首读起为“真不二价”，如从左首读起则为“价二不真”，体现了传统商业文化“价好质真，童叟无欺”的精神，长期以来被奉为中药行业经营的准绳。

1934年，雷允上老店翻新，堂内面貌焕然一新，气势不凡。石库门上端有“雷允上”石刻阳文擘窠大字，出自武进唐驼手笔，至今历韧不磨。

社会沧桑，世道变故，雷允上诵芬堂几经磨难，至建国前夕，已处于窘迫之中。

建国以后，中医药事业受到了党和政府的高度重视，雷允上诵芬堂集传统优势，融现代技术，重振旗号，仅六神丸一项就销路畅通，产量创新，声名播扬海外，成为较早出口的中成药名牌品种，深受海外同胞的欢迎。1956年9月，九芝图牌六神丸被列为国家密级产品。1958年成立了雷允上制药厂，专门生产中成药品种。

1979年以后，九芝图牌六神丸曾三次蝉联国家质量金奖、国家著名商标、长城国际金奖。

1997年组建了雷允上药业公司，雷允上国药连锁店遍布苏城，方便了群众，深受欢迎。现在雷允上经过不断研制与创新，为广大人民群众奉献出越来越多的新品、精品。如健延龄、香菊感冒颗粒、大活络丹、人参再造丸、和络舒肝胶囊、灵宝护心丹等,把中药优良的精制工艺和现代先进的科技结合起来,目前已能生产十二种中药剂型,近百种中成药及饮片。

经历了十几代人的耕耘培植,苏州雷允上在改革开放的新环境里,已走出一条依靠技术创新,产品升级,开拓国内、国际市场的新路子,走上了经济发展的快车道。百年老店,重放光彩,必将为人民群众的健康创造更大的辉煌,推动苏州中药业走向世界。

沐泰山药店创建于清乾隆二十四年(1759),是浙江慈溪药商沐尚玉(1736—1812)受盘后在阊门外渡僧桥堍开设的,“泰山”为商标,故取“沐泰山”为店名。沐氏经营有方,业务日盛,经几代人努力,沐泰山药店在苏州渐有名声。

道光八年(1828)十月初一的夜间,阊门外一场大火烧去了二百余家房屋,沐泰山药店虽然处于火区,但由于有石库墙门,风火山墙阻隔,竟然未被殃及。店主十分庆幸,认为平时广结善缘,苍天有眼,得到了保佑。于是,在店门口挂了一杆大秤,并书示“进货这把秤,销货这把秤,行善良心好,大火烧不倒”。广告天下自己因为买卖公平,老少无欺而免受火灾。这种利用“因果报应”观念进行宣传的手法,收到了很好的效果,加深了顾客对沐泰山的信任。咸丰十年(1860)庚申之变,阊门城外屡遭抢掠。在另一场大火中,许多商店、居民住宅都被烧毁,沐泰山最终未能幸免。

战火平息后,沐泰山店主从外地返苏,见店铺已成一堆废墟,十分伤感。有一张姓(镜)同行,因言谈默契,两人十分投缘,遂结为知己,以共谋药业。同治七年(1868)沐泰山复业开张。由于沐、张两人都是有经验的药业行家,没有多久沐泰山便业务兴旺,名声复振。

沐泰山药铺在进货渠道上力求道地,而且炮制精良,还广泛搜求民间验方,进行验证,加以改进,由此研制出了许多名牌特色产品。如"肥儿八珍糕"、"虎骨木瓜酒"、"消痞狗皮膏"、"退云散眼药"、"人参再造丸"、"大活络丹"、"金匮鳖甲煎丸"等,行销四乡八镇,传播大江南北,备受医家、病家的欢迎。经营上,沐泰山为招徕顾客,服务周到。在店门口的永济亭内放置炒米、蓑衣、灯笼等生活用品,随意借用,方便顾客。在制合金匮鳖甲煎丸时,郑重其事,选择良日在店堂门口当众杀鳖,吸引行人围观,起到宣传效果。老苏州们也许会记得沐泰山店堂内曾经有一块香樟木雕刻的"泰山图",这是店主花费了五百两纹银延聘高手精雕而成的。全幅图景气势浩然,金光灿烂,视为镇店之宝,但在"文革"中被毁。

1966年,沐泰山曾改名为"大庆药店",创设中草药门市部,由富有经验的老药工坐堂应诊,施方用药,普及当时提倡的"一根针,一把草"治病的口号,推广中草药,并同时拓展邮购业务。一时沐泰山成为中药饮片行业的翘楚。

城中道前街上的童葆春,由浙江慈溪童氏在上海童涵春堂盈利所得后,于光绪元年(1875)开设的连锁店。全鹿丸是童葆春的特色品种,具有滋阴补虚功效,销量很大。为此店内设置了养鹿房,买鹿圈养。日后当众宰杀,大张旗鼓地宣传,招徕顾客,因此业务甚为兴隆,口碑甚好。

王鸿翥药店也是一家具有一百多年历史的"老字号"药铺。办店特色是搜集历代古方,精选地道药材,认真炮制中药饮片，特别是擅长研制丸散而驰名国内。

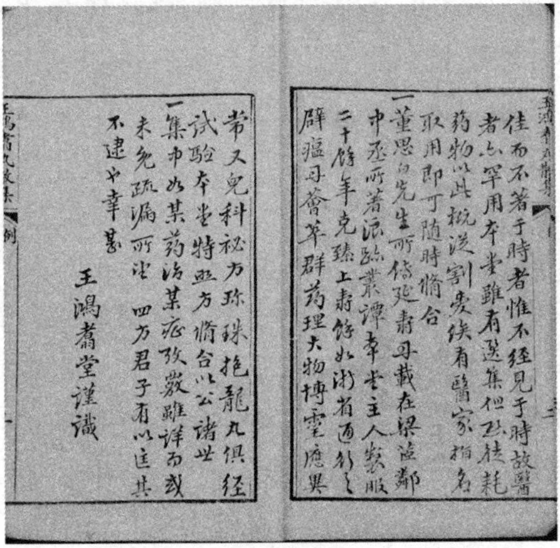

佳而不著于時者惟不經見于時故醫
者亦罕用本堂雖有選集但恐徒耗
藥物以與概送劉交侯有醫家指名
取用即可隨時備合
一董思白先生所傳延壽丹載在梁溪鄒
中丞所著派黔叢譚本堂主人製服
二十餘年克臻上壽餘如渊着通行之
辟瘟丹薈萃群藥理大物博靈應異

常又兒科秘方琥珠抱龍丸俱經
試驗本堂特照方備合以公諸世
一集中如某藥治某症頗數雖詳而或
未免疏漏所望四方君子有以匡其
不逮也幸甚
王鴻翥堂謹識

王鸿翥堂簿

王鸿翥药店的创始人王庚云是一位外科名医，精于医道，家道殷实。光绪五年(1879)，一日王氏自己得病，嘱咐仆人去良利堂撮方配药。王氏在家久候，迟迟不见仆人回归，焦急万分。事后，方知良利堂配药病人众多，店家态度傲慢，甚至出言不逊“若要快，可由你东家自设药店”。王氏闻言，愤然决心自己开设药店。遂会同亲属筹集资金，高价购得良利堂附近的醋坊桥堍房屋数间，原地拆建，于光绪八年(1882)正式开业。取名“鸿翥堂”，其意为鸿鸟飞翔，福至于庭。

由于王庚云是一位名医，博览群方，搜集了历代名医古方，并自己进行实践研究。他用药道地，选料上等，四季采集，陈鲜讲究，不惜工本。因此所制的“首乌延寿丹”、“回天再造丸”、“易老天麻丸”、“大资生丸”、“金液丹”、“西瓜霜”、“萃仙丸”、“龙虎丸”等产品，均有独特功效，销量猛增，称誉苏城。王鸿翥声名大噪，同行业刮目相待。以后，王鸿翥将有关丸散方剂集录成册，名为“王鸿翥堂丸散集”，通过研究，注明出处，以保持传统规范。改革开放后，王鸿翥是恢复坐堂医生最早的药店，发扬中医药传统，在同行业中声誉较好。

在苏州药业店铺中由行医兼营药业的除雷允上诵芬堂、王庚云鸿翥堂外，还有开设在景德路的灵芝堂。店主朱昕元与其婿陈丹华都是开业医生，在与黄鹂坊桥畔的同寿康业务交往中，希望药店对朱、陈二人的处方能够给予优惠，但同寿康没有同意。由此，朱昕元即自行筹资，于 1949 年 1 月在景德路开设了灵芝堂药铺，店主由朱昕元之子朱耀祖担任，由陈丹华及聘请的华允若为坐堂医生，一时业务很好。

伤科葛云彬诊务一向很好，享誉苏城，病人众多。1937 年前他也曾在护龙街(今人民路)装驾桥巷口开设过天一堂药店，主要出售伤科用药及伤膏药，也接配外来处方。但开设不久便遭日寇焚毁，被迫歇业。

4. 享誉中外的苏州中成药

苏州城内城外中药店星罗棋布，当年的景德路、护龙街、中市街、临顿路一带更为集中，同行业之间经营上竞争亦属常事。因此，开发出自己本店的特色品种，为病家提供优质服务成为争取业务的重要一环。

王鸿翥的“首乌延寿丹”、“雷允上的六神丸”、童葆春的

“全鹿丸”、沐泰山的“人参鳖甲煎丸”等等，都是人们耳熟能详，有良好声誉的特色中成药。

“首乌延寿丹”是防治须发早白、腰膝酸软、头晕耳鸣的良药，且有养生调理、延缓衰老的作用。

明代著名书画家董其昌因久服首乌延寿丹而须发由白转黑，精力不衰，寿登耄耋。以后，此方在明清两朝达官显贵中流传，竟相服用，每见白发转黑，腰脚轻健之效。

晚清苏州名医陆九芝，对董氏所服首乌延寿丹之事十分信服，自己也就此调养。古稀之年须发竟能未见斑白，灯下还能握笔写蝇头细字，目力不衰。所以，陆九芝将此方收载在他的《世补斋医书》书中。后又被苏州名医谢元庆收录在《良方集腋》书中。

王庚云获得此方后，开始是自己照方炼丸服用，尔后也有亲朋效法服用，大多能取得腰腿增健，白发转乌之效。于是王庚云将延寿丹作为店内特色成药开发销售，并改名为首乌延寿丹。其选材上乘，制作严格，遵照古法九蒸九制，成型的丸粒糯软光滑，饱满疏松，便于吞咽，易于崩解，效果很好，一时民间也很畅销。大多是为老人、长辈配购，每年要买一、二料孝敬老人，用于保养补益，以臻寿域。

童葆春修合的全鹿丸，是该堂特产，销售量也很大。

童葆春在药店后设有养鹿房，每年收养梅花鹿，一般圈养半年。修炼全鹿丸时隆重推出，店堂内挂灯结彩，烧香点烛，并延请演员来唱堂戏，吹打三天，热闹非凡。最后当众宰杀活鹿，以示全鹿丸用料确凿讲究，这是招徕顾客的高明一招，所以销售日益增长。

有一次杜良济在接方配药时，留意到外科名医陈明善用“克蛇乌龟”（断版龟）治疗骨结核（穿骨流注）的方子。虽然当时店内没有断版龟备用，但引起了药铺的重视，遂多方设法觅得断版龟后如法炮制。病人用后果然沉疴渐起，连服二料，顽疾痊愈。自此以后，杜良济就派人到浙江山区采购断版龟，配制成断版龟丸药发售。由于病人用后都有效果，逐渐成为该店又一自制特色丸药，一时畅销，甚至外埠也有订购，最终成为杜良济的“看家”品牌。

沐泰山的人参鳖甲煎丸在制作时，也经常在店门口当众宰杀活鳖，招引行人围观，取信于人。

良利堂的饮片加工享有盛誉。炮制切片既片形美观，又能增强药效性能。如延胡索、附子、白芍等都能切成“亮光片”，轻薄如蝉翼，弯曲如卷席。一只槟榔甚至可切成108片，切片的精到技术，令人叹为观止，得到业内同行的赞誉。“槟榔一百零八片，附子也能飞上天”说的就是刀功精湛，轻薄如羽，见者无不叹服。以致有“请了名医要良药，撮药要到良利堂”的民间俗语流传。

苏薄荷是苏州的特产小药材。薄荷粉也是良利堂的特色品种。良利堂收购的是苏州瑞光塔文庙以西一带药农栽培的小叶黄种薄荷，而且要求收购“二刀”薄荷。将其精选晒干，去枝存叶，分批磨粉，分包贮藏，使色、香、味都不流失，深受本地和外埠病家的信任。也被采芝斋、稻香村、叶受和等糖果店，以及黄天源糕团店选为制作糖果、糕团的上乘原料。真可称为质量地道，仅此一家。

还有黄鹂坊桥徐延益的气管炎膏药，葑门带城桥陆采山堂的秋水丸，临顿路潘资一的青麟丸、制金柑，临顿路戈庆余堂的戈制半夏等，这些都是在民间传颂，得到病家信赖，社会公认的优质中成药品种。

在苏州还有一些祖传验方和家传秘制中成药，也是吴医传统中成药的特色之一。这些中成药大多依据祖传秘方、经验方，并利用本地中药资源及部分外来道地药材，严格选料，工艺讲究而加工成的。它们都有悠久的历史，剂型有丸、散、膏、丹、花露、药酒等种类。各具特色，疗效显著，在民间广泛应用与流传，具有较大的影响。如康熙年间苏州山塘街宋氏的“宋制半夏”，主治气管炎的咳嗽多痰。道光年间梵门桥弄沈伟田氏的“人参胎产金丹”，主治妇人胎产疾病。光绪末年黄氏的“冯了性药酒”，可以治疗风湿疾病、关节疼痛等。此外还有苏州盘门新桥巷沈氏流荫堂的“珍珠丸”，专治小儿腹胀诸症；宋公祠创制的“陈皮酱”是理气化痰的妙品；孙斗南家传的“狮子油”专治膈症；东白塔子里赵渊家所制“空青膏”、“推云片”治疗内障目疾有神效；西美巷滕氏世传的“疳药”专治小儿疳积；五圣前潘氏的“仙授铁屑丸”治疗腹痛食滞有效；阊门吊桥堍的“百花膏”；庙堂巷桥北张氏三和堂的“肺露”；来凤桥下塘周氏的“首乌粉”；山塘街王上仙的“先天益气丸”专治黄疸肝炎；仰苏楼的“花露”；步蟾斋的“膏药”；丹桂轩的“白玉膏”等等，这些在史料中都有记载，并且盛极一时。

沧桑变迁，家族兴替，许多当时通过家传能够赖以生计的秘方及秘制方法大多已经失传流散，有的散落民间，有的已经湮没。

中药饮片比较讲究炮制规范。中药饮片的炮制方法是否得宜，直接影响到药物的疗效，如川贝要去心，麻黄应去节，都对发挥药物作用关系重大。

中药的炮制方法有淘、洗、漂、浸、泡、淹、炒等48种之多。仅仅炒药一法，辅料繁多，以致药性与疗效不尽一致。

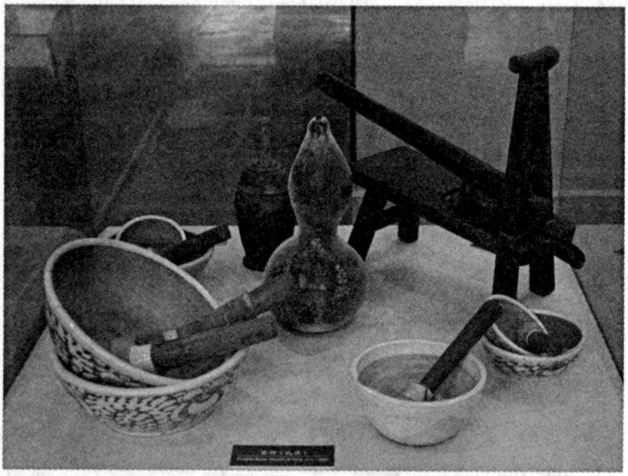

中医常用制药器械

如用醋炒，规定用醋为15%，酒炒规定用酒15%，盐水炒则用盐5%，先化水后翻炒。蜜炙用蜂蜜15%～35%伴炒；姜汁炒用生姜25%，打汁拌炒；米炒用米10%，拌炒，炒后筛去米；土炒用灶心土20%，拌炒，炒后筛去土。这样加工后既能充分发挥药物的治疗作用，有时也可矫正一些副作用，这是先人们宝贵的实践经验的总结。

相传，名闻海内外的杭州胡庆馀堂，在修合紫金丹时必须用金铲银锅，其质量方可保证，疗效可靠，并通过对照研究，有明显差异存在。我们的先人在很早就掌握了这一科学的工艺。胡庆馀堂的这套金铲银锅属于国家三级文物，现陈列于胡庆馀堂的中药博物馆中,成为镇馆之宝。

唐宋时期医家采用驴皮胶供医药之用途,其主产地是山东东阿地区,由此阿胶盛名历久不衰。到了清代,江苏、浙江一带始从东阿学习熬胶技术,有了自行炼制驴皮胶的开端。苏州制作的称为清阿胶,加工时仅加少量黄酒与糖分,膏块清彻。山东阿胶制作时,豆油含量较高,膏块色黑亮泽,这是根据南北流派用药不同的讲究,质量要求也不尽相同。

选购纯黑驴皮时,取其大张,要求活宰驴的皮(看驴尾不下垂者为佳),在每年夏秋之间安排专人铲毛。先将原皮浸软,割去头爪,铲去正面的毛和反面的腐肉,入清水漂净,然后晒干,晒干后皮呈透明状。要求藏过冬季和次年的夏季,在次年阴历的十月开始煎胶。

先将干透的驴皮用清水浸软,割成块状。入锅之前,锅内置放竹制衬垫,以防皮块粘附结焦。皮块投入锅内后,加足水分,在地灶上煎二十四小时,取得水胶后,把尚未煎完的皮块并入下一次的锅内重新煎汁。

在取得水胶后混合分盛缸中,用少量的明矾和糖料拌和倒入水胶缸中,充分搅动混合,俟其静止沉淀一夜后,取出缸内上层的胶汁过滤去沉淀物。

将清胶汁一起并入大铜锅中浓缩,先武火后文火,并不时以竹片在锅内铲动,以防结焦,这样的操作大约要花费十多个小时。

当浓缩至胶面出现气泡且竹爿蘸液提起垂挂如旗状时,即成老胶。倒入预先放好的光滑的铜质胶盘内,使胶液冷却凝固,胶盘安放平准,置于清洁无尘的房间内。

次日出盘时，在切胶凳上先开成条状，再切成块状，平均每斤可切成六十四块，排列于一尺见方的板上，铃上朱砂印章，然后推入竹匾内排列整齐，置放通风干燥房间内的货架上，待晾至半干时翻面再晾，必须内外干透方可收起。避免外干内潮而起霉点，或者收干过快造成胶面高低不平的“塌顶”。

贮存时，每 2 斤一包，放入灰箱内，一般需贮放三年，方可上市销售，这样的陈年阿胶在烊化服用时就有香气而无异味。

此外，也有制龟版胶、虎骨胶以及鹿角胶等荤胶的。

发制丸药，也有讲究清补与滋补的不同，因此有水丸与蜜丸的差别。比如六味地黄丸平时都使用清水丸，入冬后才改用蜜炙丸，为的是加强调养和胃的作用。苏州药业在竞争中重视炮制，讲究用料。“文革”前，中国中医研究院中药研究所为编制全国统一饮片炮制规范，曾派出研究人员在苏州有关药铺工场考察长达 4 个月之久，随老药工观摩、研究各种炮制方法，以使苏州成熟的炮制工艺推广开来。

5. 独具特色的坐堂中医

坐堂医是中医行医的一种形式。相传中医鼻祖汉代张仲景出任长沙太守时，为实践良相良医的德行，公务之余常在公堂上方脉诊病，成为最早坐在堂上看病的医生——坐堂医。以后相传沿习，药铺中医生坐在店堂内为病人看病处方，随即配药，是行之有效、广受百姓欢迎的看病方式。

传统的中医采用望、问、闻、切四诊方法诊视疾病。坐堂设置比较简单，药店店堂门口水牌上医生姓氏、擅长专科一目了然。病人上药店看病、配药一体到位，选择医生又十分便捷。医生业务除由病人口碑相传外，药店也愿为医生广告宣传，医能与药，两相适宜，药店应是最大的受益者。

坐堂医中也有行医与卖药兼营的。药店店主就是开业医生，在自己店堂内行医，同时就在药柜上配药，调剂十分方便，并且“肥水不外流”，保障了收益来源。

吴门医派的先人王宾是明初吴县木渎人，有志于周孔之道，故隐而不仕，后学医于金华戴元礼，亦因母亲年迈体衰不忍别离，故于城中售药兼而行医。在他行医生涯中不愿为富人治病，然而对里巷贫困者有求治即往视，施予药饵，不望责报，这是苏州医药合业较早的记录。

明时同里人顾宗伯弃儒为医兼典药，一边行医，一边售药，且必以优质的药物售人，是一位高人逸士。

清代名医陆方石在光绪年间（1876 年前后）开设“采山堂”药铺，即在葑门十全街带城桥所居医寓，自己在店堂内行医。

阊门外大马路小荒场内的“回春堂”，业主王凤山，是拔牙与伤科、推拿兼做的医生，其妻子也能行医。“回春堂”开张后，卖药与诊所都设在家中。

喻伯安在 1943 年 4 月开设“大德堂”药铺，在黄鹂坊桥学士街口，自己兼做坐堂医生。

许天德在光绪二十三年（1897）在齐门外大街开设“天德堂”药店，后由外甥李伯康接任。李曾师从学医，1936 年继承药铺后，改为“康记”，知医卖药，更胜一筹。

此外，还有陆子安开设在胥门万年桥大街的“广大生”；曹启淮开设在阊门外上塘街的“回生堂”；查国栋、查步斋父子开设在司前街的“庄资益”；缪绍燕开设在阊邱坊的“大生堂”；鲁清俊开设在北寺塔附近的“介寿堂”；以及倪慎庵开设在枫桥大街的“生生堂”等，都是医生兼营药铺，坐堂行医，配方与卖药兼具一身的形态。

但大多情况下，坐堂医是药铺聘请的，目的是招徕病人，增加销售。当时阊门内外、临顿路、中市街一带有坐堂医的药店星罗棋布。特别是在抗战期间，社会秩序不良，医生大多不敢在自己寓所开诊，一时坐堂行医蔚然成风。

如黄一峰坐堂于阊门内下塘街的“同春堂”；汪震远坐堂于阊门内渡僧桥的“沐泰山”；马友常、沙星垣坐堂于宫巷的“同庆堂”；宋爱人、黄玉麐坐堂于观前街的“恒山堂”；钟平石坐堂于醋坊桥的“王鸿翥”；叶洪钧、陈雪楼、沈养吾、金绍文先后坐堂于山塘街星桥堍的“宁远堂”；查卫弱、董雪帆坐堂于黄鹂坊桥的“徐延益”；李畴人、奚凤霖、葛景川、李永麟坐堂于接驾桥的“奚良济”；汪良如、范丽清坐堂于景德路吴趋坊的“同寿康”。苏州城内城外40多家药店，坐堂医生有七八十人，成为吴门医派的一大特色。

社会开业医生中，即使不在药铺坐堂，但医生与各个药店之间往往都有一种默契的关系，医生为药店介绍配方，药店也会给予相应便利，交往中取得互惠互利的约定。逢年过节，药店常常主动联络医生，互相交流，或请客吃饭，或以“红包”开销。

建国以后，中药行业调整结构，中药店铺保留了沐泰山、王鸿翥、良利堂、潘资一、宁远堂、童葆春等10多家堂号，经营各地药材，零售饮片成药，代客加工丸丹膏散以及冬令补品，在社会上有良好的声誉。

改革开放以来，坐堂医焕发出新的生命力。特别是近几年来，各中药店延聘退休中医为主，坐堂应诊。“大病进医院，小病进药店”，方便病家。坐堂医生年资较高，在病家中多有较好的口碑，继承了坐堂医的优良传统，保持了吴门医派的行医特色。今天走在街头，路过药店门口，仍然可以看到坐堂医在店堂内诊治病人，这是苏城街头一道独特的风景线。

6. 苏州阊门外的药材行

中药店铺接方配药的饮片是靠药材行的流通保障供销的。药材行一方面组织全国各地的饮片原料，官料药材专营批发，同时又把地产的药材批销到外地去。最繁荣时，苏州阊门外山塘街一带有规模大小不一的药材行近百家之多。例如：

光绪三年(1877)开设在山塘街的“德大亨药行”是苏州大药行之一。专营江苏本省以外川、广、云、贵、闽、浙、山、陕等药料、药材的批发业务，当时供销十分兴旺。1914 年 12 月，“德大亨药行”与“沐泰山药铺”共同参加了在巴拿马举办的展览会，展出了苏州地产药材如醉仙桃、苏薄荷、九空子、佛耳草、挂金灯、卷柏、穹窿术等，亮出了苏州药材的品牌，获得好评。

当时还有一家小有名气的“陆永记药行”，业主陆大弟是药农出身。原来居住在郊区西津桥，因从小生长在农村，熟悉苏州的地产药材，一度靠采挖野生药材为生。他把药材采集后加工整理，以供应苏州药店，还装运到上海甚至转口到天津、福建等地销售，采、供、销一手完成，利润很大。生意做大后，单靠自己采挖药材已供不应求，陆大弟就在西津桥家中收购当地农民采集的药材，这样规模越做越大。1939 年在山塘街开设了“陆永记药行”，由父子共同经营。

以后还出现了专营特色药材的药材行。如专营矿石药材的“徐玉堂”，在阊门外义慈巷，以家居为业。他在镇江、浙江一带山区收购灵磁石、赤石脂、金礞石、银礞石、青礞石等矿石类药材，然后在苏州销售。

开设在山塘街的“永记昌蜜蜡行”，专营蜜蜡、黄蜜、白蜜等药材原料。还有“元成药材行”专营地产草药；“顾星耀药商”主要经营细料药材，销给本市各药行；“周宝记药行”专营鲜货药材，如鲜铁皮斛、鲜瓜兰、鲜石斛等，并自行加工杜枫斛，供应给各药铺及药行。“永庆福药行”主要收购苏州地产药材，如苏枳壳、桔梗、灯芯草、玳玳花等，直接运销天津等地。“董绍基药商”则专营苏北帮客商运来的龟版、鳖甲、鸡内金、坎炁、狗皮等臭货药材。还有专门收购和自行养殖乌骨鸡的“德元祥药行”，专门供应制作乌鸡白凤丸的原料。

药材行业自然地出现了分工，并有专营特色，可以互相补充，使苏州的中药材行业有了相当发达的规模。

1958 年以后，先后成立的雷允上制药厂和中药饮片加工厂主要生产中成药和负责饮片的加工。药材采购供应站成立后，成为中药材采购、中转、批发的渠道。这是计划经济模式下的苏州中药行业的结构。

7. 传统服务项目——代客煎药

现今,在苏州市中医院看病的病人拿到医生的处方后,如果感到自己煎煮汤药不方便,可以提出委托加工,代煎中药。每帖药煎成两份,用薄膜包装,一张方子不论帖数多少,均可一次完成,患者可将1周或10天服用的药一次带回家中,按规定稍予加温即可服用,解决了"吃药容易煎药烦"的后顾之忧,十分方便。代客加工煎药,仰仗于煎药机的发明,这是煎煮中药的一大进步。

代客煎药是中药店的传统服务项目。当病人手持医生处方到中药店配药要求代煎时,交了一定的费用后就可以每天收到煎好的两份装在保暖瓶中的汤药,药瓶上标有头煎、二煎、一共几帖、现在第几帖等等的说明。药店根据帖数当日煎好当日送到。送药员在送出煎好的药瓶时顺便收回昨日的空瓶。如同投递员投递书报一样,送药员骑着自行车走街穿巷,把煎好的汤药送到病人的单位或者直接送到病人的家中,方便群众,广受欢迎。

最早推行代客煎药的方法乃是上海青浦何氏世医,即清末时的何鸿舫。何氏医术高超,称誉一方,每天有很多病人从几十里乃至几百里外前来求诊。为了使病人能够把配到的药及时煎服,何鸿舫就自己出面委托附近的"寿山堂"药铺置办了许多药罐和炭炉,免费出借,使病员当即就能煎药服用治疗,求诊者感恩戴德,莫不称便。这种方法就是后来中药店代客煎药项目的滥觞。

20世纪30年代,上海"徐重远中药店"创办接方送药和代客煎药的服务,一时很受病家的欢迎,以致同行业中纷纷效仿,于是这一内容演变成中药业中的一个特色服务项目。

苏州开创这一业务最早的是山塘街上的良宜堂,1934年,良宜堂受到沪上影响,学习代客煎药的服务,派人专职司炉开煎。开始仅送邻近的茶叶行与旅社的病家,不久逐渐发展到周围的商店和居民。不到一年,全市的各个药铺竞相仿效,开展代客煎药外送的项目,一直沿袭至今。

煎药机的问世,减轻了劳动强度,提高了效率,减少了污染。当今,很多病人之所以能坚持服用中药治病,多得益于代客煎药,服用方便,这是一个重要因素。

8. 颇受青睐的冬令膏滋药

苏州位列商业消费城市由来已久,城内士绅居多,城郊经济富庶,大户人家都有服药滋补养生的习俗。所以中药店铺除修合丸方,加工散剂,更有代煎膏滋的业务。煎膏业务好的店家有"一冬养三春"的效益。

中药店铺一般都有前店后坊的规模,店堂内经坐堂医诊病开方,或在柜台上接到膏方后,把需要粉碎、发丸、煎膏之类送到后面工场加工完成。冬令的煎膏业务是十分兴旺的,往往冬至前一月即要开炉,忙到冬至,甚至需要加班加点。遇到大户人家甚至要把药工请到家中煎膏。此时一般先由店内有经验的药工预先将膏方药物备齐,清洗浸泡。然后由肩担手提全套用具上门服务。铜锅细筛、大小容器以及木柴炭火,一应俱全。参胶细料,煎熬炖烊,在东家家里当面操作,一两天内即可完成。这在冬令时是苏州中药行业一件十分火爆而又郑重其事的业务项目。

近年来,苏州民间冬季讲究进补的时尚又回来了。参燕补品已属一般,保健营养品名目繁多,日新月异,每年都会有新品推出。宣传广告充塞耳目,人们似乎已很习惯这花花世界的众多诱惑了。富裕起来的人,对健康投资一掷数百元乃至几千元,这已是寻常事。葆青春,抗衰老,毕竟具有很大的诱惑力,所以冬令进补者的队伍越来越庞大。在这大潮中,传统的膏滋补药,重新受到了人们的关注和青睐。单就苏州市中医院冬令加工膏滋的行情来看,逐年增长,由原来每年三四百料增至六七百料,2000 年冬季已突破一千料。膏滋的补虚养生已深入人心,得益于冬令调理的不乏其人。

膏滋补药是指可供较长时期服用的一种中药流浸膏剂型,常用于慢性病的治疗或虚弱者的调理。

在《张聿青医案》一书中,载有用膏滋治疗血证、眩晕、咳喘、痛经、不孕等病的案例。

在《丁甘仁医案》一书中,膏滋医案亦多,所列几则辨证细致,论述精辟,理法方药严谨合理。

在《奚凤霖医论集》一书中还特辟膏滋专篇,所列医案,理法详尽,用药精到,足资借鉴。

人生活在自然世界中,随着天体的运动,四季的变化,人体应顺应四时,摄生调节。中医学认为冬令是蛰藏的季节,人体的基础营养,精力神气如能在冬季得到调整补充并很好地保藏,则在来春以后对生长、发育以及可能面临的各种消耗就有了良好的能量基础。在正常平衡状态下,不致有过度的消耗或调节的紊乱,这就能避免机体的损伤及病变,自然地就能达到“阴平阳秘,精神乃治”的状态。

患有慢性疾病需要长期服用药物的病人,或年老体弱,症状并不突出而要求调整修复,乃至延缓衰老的人员,在冬令季节进补膏滋,无疑是最合理的。因此,膏滋处方并非随随便便直接开个“集补药之大成”的方子就成。

一般在膏滋处方前,首先应给予“开路药”。即经过详细询问病史,通过四诊合参,进行辨证分析,开给病人几帖汤药开开路。

“开路药”的作用主要是为服用膏滋创造充分消化吸收的条件。如有的患者有消化不良、脾胃不和的症状,如一味进补,盲目投服膏滋,这时不仅不利于滋补药发挥作用,反而有影响消化,妨碍吸收的副作用。在“开路药”引导下,以导滞行气起到调理脾胃的功能,达到服用膏滋后补而不滞的目的。一般“开路药”处方可以服用10~20天。有时也能在试探性的调补方法一诊二诊之后,观其服药后的反应,合理调整,作为开好膏方的依据。这样在前期诊视之后,确立患者阴阳气血的虚实,五藏六腑的偏颇而制定出补阴补阳、补气补血的大法,或攻补兼施,或补中寓泻,随证变化,合理处方。所以膏滋在处方时,要求体现既能补虚又能疗疾的功能。如果一味蛮补,仅是补药堆砌,既不能合理补益,反而增加症状,变生他端。

膏方是在整体观念的原则下,要兼顾到复杂的体质特征和病情特点,用药药味较多,看似庞什,但并不是“杂乱无章”。

它是以辨证为依据，理法为准则，合理配伍用药，所以可能是数方的组合，但君臣佐使，各司其职，互相协调，以期达到最佳的效果。

一般说来，一个没有偏食习惯，食饮正常的人，从每天的饮食中获得的营养即可满足正常的生理需要。但往往会有人补亦补，盲目仿效，流行追风，见补就用的现象发生，这就放弃了人的个体差异及病情症状的不尽相同。这种补法非但无益，反而因补误疾，这是应当引起足够注意的问题。

膏方组成复杂，制作要求较高，煎熬方法也很烦琐。通常先把配好的中药放在淘箩内用水清洗一遍，而后倒入一个大容器内加水浸泡一昼夜，才能放入紫铜锅中用武火煎熬，煮沸后改用文火煎一小时，即为头煎。随后把药液倒入另外的容器中沉淀，第二、第三煎继续加水用武火煎沸后再用文火煎熬1小时，将药液倒入容器中混合。三次药液经细筛滤去药渣后，一同倒入铜锅中用文火煎熬，使水分充分挥发，留下膏汁。在此同时，另把阿胶或龟版胶、鹿角胶等用黄酒浸后隔水炖烊，然后与冰糖一起兑入膏汁内，其他特殊处理的药料亦可一起兑入。此时要用细长竹爿不断搅动，以防粘底焦糊，当锅内膏汁出现大小水泡，用细长竹爿自锅中提起时可见膏汁在竹爿上形成“挂旗”或滴水成串珠状，即膏已煎成。也有用拇、食二指蘸少许膏汁，两指先捏紧，后分开，手指上出现丝状物时即可。这时将膏汁倒入贮藏的陶瓷或搪瓷的容器中，待冷却后就是膏滋。

膏滋要求煎煮三遍取汁，每次煎的时间都很长，使先煎的药达到久煎的目的。处方时尽可能少用后下之品。如必须用,则应另外煎煮后,待收膏时再兑入。贵重药品,如人参、西洋参、冬虫夏草之类,不宜同煎,可以用文火另外炖熬,或研为散末,在收膏时将药汁或粉末兑入。既可提高疗效,又可保证贵重药物的充分利用。

膏滋的辅料较多,有糖类(如冰糖、蜜糖等)、胶类(如阿胶、龟版胶、鹿角胶等)等,一般每料膏滋用糖量在 250 克至 500 克之间,借以矫正苦味,改良口感即可。但糖尿病人不能多使用糖。胶类一般每料用量 250 克即可,如确属辨证需要,用量另当别论。但需用黄酒 250 克浸泡炖烊,以解除腥膻之气。

每年自冬至起九之日开始服用膏滋,到立春之时结束。每日早晨空腹一次或早晚各服一次,每次一匙,空腹时用开水冲化调服。服用期间顿次规律应有利于药物吸收,并保持药物在体内的适当浓度。如有条件,坚持数年,确实可获得身体强健、除病祛疾、延年益寿的显著效果。

在服用膏滋期间,若有形寒发热、鼻塞咳嗽等感冒症状,或食积胃胀、腹痛腹泻等消化不良症状时,都应停服。以免误补留邪,酿生他病。

传统中医学的特点和优势(代后记)

中医学是一个庞大的科学体系,元气论作为中医理论的基石,阴阳五行学说构建起中医理论的框架,而五脏六腑藏象理论是中医理论的核心。同时,它还具备整体观念,辨证论治的鲜明特点。

整体观念

中医学认为人是一个有机整体,人体的各个组织器官在结构上既独立存在又相互沟通,在功能上相互协调,所以在病理上也就相互影响。同时,生存在自然界中的人与外界环境也有着千丝万缕的关系。人必须适应自然才能维持自身稳定的功能活动,维护人体内外环境的统一。这是中医学整体观念的两个方面。

人以五脏为中心,五脏大致代表了人体的呼吸、循环、消化、泌尿、内分泌等五大功能系统,它是通过经络与六腑、五官九窍、四肢百骸等组织器官组成的一个统一的整体。人的各个脏腑组织虽有着各自不同的功能，但这些不同的功能作为整体活动中的一个组成部分，一方面会受到整体活动的制约和影响，另一方面又会影响到其他脏腑组织的功能活动，在平衡协调状态下维护机体的整体统一性。

在整体观念的指导下，人靠脏腑组织正常地进行各自的功能活动，既不太过，也无不及。同时，还要依靠脏腑组织间的互相协调统一。只有这样才能使整体功能处于正常的稳定状态之中。人体的脏腑组织以及互相之间的关系极其复杂，先人们就借助了阴阳学说和五行学说来诠释，由“亢则害，承乃制，制则生化”的认识出发，达到阴平阳秘，既协调又制约的平衡统一，并使整个机体处于生化不息的稳定状态之中。

人是生活在自然环境中的，环境中存在着人类赖以生存的必要条件。外界环境的变化，可以直接或间接地影响人体，机体必然会作出相应的反应。如果这类反应轻微，可表现为生理性反应。如果这类反应超过了一定范围，就会出现代偿反应，如果进一步发展，机体不能适应外界的变化，那么就有可能表现为病理性反应，最后导致疾病的发生。

在一年四时变化中，根据五行五气学说，一年之中有春温、夏热、长夏湿、秋燥、冬寒四时的气候变化的规律，自然界的生物就有春生、夏长、长夏化、秋收、冬藏的生理性过程，而人在环境中就必须去顺应季节气候的变化。“天暑腠理开……天寒则腠理闭”，腠理即皮肤的卫外功能。人体春夏阳气升发于外，气血容易趋向体表，故出现皮肤松弛，汗腺易开，汗出溱溱。秋冬时阳气收敛内藏，气血闭行于内，故表现为皮肤致密，汗腺紧闭，少汗多尿。这些都是人们在生活中可以体验到的事实。人们还发现,一年四季中,处于生长发育阶段的青少年的生长速度也是不一样的。春夏身高的增长速度明显较秋冬为快,这与季节气候对人体功能活动的影响有关。

古人将一日分为四时,“朝则为春,日中为夏,日入为秋,夜半为冬”。昼夜的温度变化虽然没有四季变化那样明显,但长期以来的规律性昼夜更替,使人的功能也产生了类似季节规律性变化的特点。“故阳气者,一日而主外,平旦人气生,日中而阳气隆,日西而阳气已虚,气门乃闭”(《内经》),说明了体内气的活动随昼夜的规律性变化而波动。这一变化与现代生理学研究所揭示的体温一日内波动曲线十分吻合。现代生物学的研究还证实,几乎体内所有的功能活动都有显著昼夜节律变化的特点。

昼夜变化对疾病过程也有影响。一般疾病大多是白天病情较轻,傍晚加甚,夜间最重。古人观察到,“夫百病者,多以旦慧昼安,夕加夜甚。”(《灵枢》)这是因为昼夜之间自然界的阳气的变化激发了人体内的阳气。随着朝始生,午最盛,夕始弱,夜半衰的规律性而变化。如“心病者,日中慧,夜半甚,平旦静。”(《素问》)这种认识基本上与现代医学临床上发病情况吻合。

“善言天者,必应于人;善言古者,必验于今;善言气者,必彰于物。”天、地、人是一个统一的整体。“天人相应”是中医学的一个根本观点。人,作为“天”的一个子系统,强调人与“天”的相适应性。这里“天”指的是宇宙,“人与天地相参”,“人能应四时者,天地为之父母”。“天人相应”的正确意义,其理论价值和实践价值已被公认,并成为全球医学关注的热点。宇宙医学、环境医学、气象医学、时间医学,一时纷纷兴起,这些都是现代医学研究中的新的分支,也构成了对中医学的挑战。目前,人天关系的许多因素发生着剧烈的变动,“人天不应”的矛盾日益突出。因此,使许多未遇到过的医学问题突现在面前。试看,生存环境在不长的时间里恶化到从未有过的境况,地球“热昏了”,过度的、过速的破坏环境成了人类的罪孽。

天人相应,人类的功能并非仅是一味地受到戕害。因为人类有主动适应环境的能力,并且在一定程度上有改变环境的能力。人类可以避害趋利以减少疾病的发生。“动作以避寒,明居以避暑。”(《素问》)“栖息之室,必常洁雅,夏则虚敞,冬则温密。”(《寿亲养老新书》)这些都是人们适应环境,行之有效,朴素简单的具体措施。

辨证论治

接触过中医学的人都知道中医有一个辨证论治的特点。比如一旦伤风感冒以后,因为感冒的性质有“热”性的和“寒”性的区别,因此治法用药会有不同。

确实,辨证论治是中医认识疾病和治疗疾病的一个重要方法,是中医所必须掌握的一种基本方法,这是中医学体系中的又一特点。

辨证论治包括辨证和论治两个方面。所谓“证”,就是指机体在疾病状态下与发展过程中某一阶段的多方面的病理表现特征的概括。这个病理特征包含了病因、病变部位、性质、程度以及疾病可能发生变化的综合。同时还涉及到患者的年龄、体质等一些自身固有的因素。这些内容反映了疾病过程中的某一个阶段的病理变化的本质,所以“证”的概念要比单纯的症状或某一病名要全面得多,比较深刻和精确地揭示了疾病变化的实质。

有了“证”以后,“辨”就是关键了。辨有审辨、甄别的意思,是指在望、问、闻、切四诊方法中搜集资料、掌握的症状与特征。在中医理论指导下,通过分析、综合、归纳,最后判断为某种性质的“证”。因此,辨证的过程就是对病进行全面的确切的判断过程,也可以说是一个分析过程,一个找出主要的病理特点的过程。

根据辨证的结论,判断为某一病与证以后,选择和确定相应的治疗方法,这就进入了实施治疗的程序,所以称之为“论治”。辨证是确定治疗原则和方法的前提和依据,论治则是在辨证的基础上,选择治疗疾病的手段和方法,并且加以实施。所以辨证论治的过程就是认识疾病和治疗疾病的过程。治疗的效果又可以来检验辨证与论治的正确程度。辨证与论治是诊治过程中前后衔接、相互联系、不可分割、先后实施的两个方面,是理论和实践有机结合的体现,是中医的理、法、方、药在临床上具体应用的体现。

中医学认识疾病和治疗疾病是强调辨证的,但也很注重辨病。医圣张仲景先生所著《金匮要略》一书中就有关于中风、历节、肺痈、胸痹、消渴……等病名的记载。辨证时的关键在于分辨证型,抓住疾病的病理本质,以便可以决定正确的治疗原则和有效方法。辨病还仅仅是对一种疾病的命名称呼而已。比如,感冒这是一个病名,常可见到恶寒、发热、鼻塞、头痛等症状,但考虑到致病因素和机体反应的不同,往往同样一个病却可表现出不同的证型。需要分辨出是风寒性感冒还是风热性感冒，这就涉及到寒、热属性的不同。只有辨别清楚后，才能确定应该用辛凉解表法还是辛温解表法，以致用药上的截然不同。这样才可以避免在治疗用药上的盲目性与偶然性，减少失误，提高疗效。头痛是一个病，但常见的病因病理有肝阳、风寒、风热、痰湿、瘀血等因素，为了得到合理和满意的治疗，就必须对头痛病进行辨别。分析出它的本质特点，然后可以决定用平肝潜阳、疏散风寒或风热、化湿或祛瘀的方法，达到缓解疼痛，治愈疾病的目的。可见辨证论治的合理性与有效性是中医学指导临床、诊治疾病的基本法则。使人们辨证地去对待病和证的关系，既可以看到一种病可出现的多种不同的证，又可以看到不同的病在其发展过程中的某些阶段可以出现类似的证。因此，在临床治疗时还可以根据辨证结果，来采用"同病异治"和"异病同治"的方法。实际上，中医治病的主要着眼点不是"病"的异同，而是取决于"证"的差异。相同的证，代表着不同的病的共同本质，所以可以用基本相同的治疗方法。不同的证，即使是同一种病，其病理本质不同，就必须用不同的方法治疗。故有"证同治亦同，证异治亦异"的训戒，这就是辨证论治的精髓所在。

中医学与现代医学是两种不同的学科体系，有不同的认识方法和思维方式。现代医学是从局部出发，针对人体不同结构病变采取单方面的拮抗性治疗。中医学却迥然不同，它是从整体着眼，针对功能变化采取多方位的调节性治疗。就以上所述及到的"天人相应"，整体观念，辨证论治的基本特点，延伸出了中医学的新的研究内容。如辨证与辨病的结合，同病异治与异病同治的适用，这些在中医学临床实践中已取得了确实疗效。掌握好中医辨证论治的客观性,重视“治未病”的预防为主的特点,更注重于人体功能态偏颇过程中的早期治疗,则可防微杜渐,防患于未然。当前,医学界对基因的研究方兴未艾。我国已确立了从“疾病基因组学”、“功能基因组学”入手研究的策略。中医学治疗的优势就在于功能调节,并能对功能基因进行调控,或在基因水平上调控细胞凋亡,从而达到治疗目的。估计在这一领域中医药会有领先一步的优势。

如何充分发挥中医学“长于调控”的优势,是中医学将在21世纪对生命科学发展作出贡献的基点。

主要参考书目

崔月犁主编.中医沉思录.中医古籍出版社,1997年

何足道.中医存亡论.华夏出版社,1997年

邓铁涛.中医近代史.广东高等教育出版社,1999年

陈乐平.出入命门.上海三联书店,1997年

何裕民.中医学导论.上海中医学院出版社,1987年

马伯英.中国医学文化史.上海人民出版社,1994年

何时希.中国历代医家传录.人民卫生出版社,1991年

湖北省中医药研究院.经史百家医录.广东科技出版社,1986年

贾得道.中国医学史略.山西人民出版社,1979年

姒元翼.中国医学史.人民卫生出版社,1984年

陈邦贤.中国医学史.商务印书馆,1959年

任应秋.中医各家学说.上海科技出版社,1998年

陈慰中.西方的中医五行学说.学苑出版社,1990年

李经纬.中医人物词典.上海辞书出版社,1988年

马一平.昆山历代医家录.中医古籍出版社,1997年

杨荣国.中国古代思想史.人民出版社,1973年

小野日精一.气的思想.上海人民出版社,1990年

胡孚琛.魏晋神仙道教.人民出版社,1989年

赵　明.道家文化及其艺术精神.吉林文化出版社,1991年

麻天祥.反观人生的玄览之路.贵州人民出版社,1994年

周高德.道教文化与生活.宗教文化出版社,1999年

张应抗.传统文化概论.上海人民出版社,2000年

肖文苑.唐诗情韵.世界知识出版社,1994年

苏州大学学报.(哲学社会科学版)1992年第四期

苏州大学学报.(吴学研究专辑　第一辑)1992年第1辑

潘力行、邹志一.吴地文化一万年.中华书局,1994年

周治华.苏州全国之最.江苏科技出版社,1994年

吴　趋.姑苏野史.江苏文艺出版社,1992年

石　琪.吴文化与苏州.同济大学出版社,1992年

顾　禄.清嘉录.上海古籍出版社,1986年

杨晓东.灿烂的吴地鱼稻文化.当代中国出版社,1993年

李嘉球.苏州状元.上海社科院出版社,1993年

俞志高.吴中名医录.江苏科技出版社,1993年

秦文斌.吴中十大名医.江苏科技出版社,1993年

唐笠山.吴医汇讲.上海科技出版社,1983年

曹仁伯.琉球百问.江苏科技出版社,1983年

跋

在我三十多年的行医生涯中，钟情于吴中医学研究已经有了二十个年头。因为是从兴趣出发，自发性的研究，所以往往经常念及，始终没有放弃，以致无暇旁及。

作为吴文化组成内容之一的吴门医派，有可追溯到汉唐的文字记载。无论在正史或野史中涉及到的医家不下千百，医学古籍汗牛充栋，御医多，世医多，吴地又是温病学说的发祥地。这些特点，丰富了吴门医派的内涵。科学文明已经走到21世纪的今天，在苏州经济建设蓬勃发展之际，政府又十分明智地倡导与推行吴文化的研究，所以吴医文化研究也有了走上一个新台阶的机遇。

志高、湛仁、伟勇、庆江诸君及本人都是对吴中医学研究投缘的人，工作之暇的交流，自然地会涉及到中医学及吴中医学的话题，可谓孜孜汲汲，自作多情，就学术修养以及对学问的追求都有相近的认识基础。因为研究已经有这么多年了,回眸之际,《吴中医集》、《吴中名医录》、《吴医荟萃》、《吴中十大名医》、《吴中秘方录》等,竟然形成了如此之多的文字,说明时光没有虚掷。近日里对吴门医派的战略研究以及苏州中医药博物馆(吴门医派博物馆)的开馆在即,油然有种欣慰之感。世人看好中医的发展,它曾经有过辉煌的过去,恩泽了黎民百姓。更希望它有灿烂的明天,造福于更广大的人类。

感谢苏州大学出版社给予本人的机会以及陆鼎一老师的勉励,在整理资料的基础上,将自己的所思所虑,草就拙著,权作自己对吴中医学的认识,它可能是吴文化研究史上飘零的一叶,若能得到志趣者的青睐,或能为爱好者提供一份文字资料,也就宿愿如偿了。学力不及,还敝帚自珍,愧疚有加矣。脱稿之际,心中十分感谢拙荆为我保障了撰写的时间,走笔数言,是为跋。

华润龄　于医悟斋

二〇〇二年二月